Milan Hartmann

CBD
Heilen mit Hanf

OHNE „HIGH"

Hilfe bei Stress, Schmerzen, Schlaflosigkeit, Migräne u. v. m.

HANS-NIETSCH-VERLAG

Die Informationen in diesem Buch wurden vom Autor sorgfältig recherchiert. Bei anhaltenden gesundheitlichen Problemen ist der Rat eines Arztes oder Heilpraktikers einzuholen. Autor und Verlag übernehmen keine Haftung für Ansprüche, die sich aus dem Gebrauch der Hinweise ergeben.

FSC www.fsc.org MIX Papier aus verantwortungsvollen Quellen FSC® C018236

Klimaneutral Druckprodukt ClimatePartner.com/12995-2008-1020

Korrektorat: Andrea Bistrich
Innenlayout und Satz: Rosi Weiss
Umschlaggestaltung: Rosi Weiss, unter Verwendung je eines Fotos von Juan David Rivera Giraldo/shutterstock.com sowie von pongsapol ponata/shutterstock.com (Bild auf dem Fläschchen)

Druck: Dimograf Sp. z o.o., Bielsko-Biała/Polen

Hans-Nietsch-Verlag
Industriestraße 20
64380 Roßdorf

www.nietsch.de
info@nietsch.de

ISBN 978-3-86264-864-1

Inhalt

Einführung

Die *Cannabis*-Pflanze ist vorrangig bekannt dafür, dass sie berauscht, also „high" macht. In früheren Zeiten wusste man nicht genau, woher diese Wirkung kommt, doch in den 1960er-Jahren sind Forscher auf einen ganz bestimmten **sekundären Pflanzenstoff** gestoßen ... Bei diesen sogenannten Phytonährstoffen handelt es sich um unterschiedliche chemische Verbindungen, die von Pflanzen (und damit auch von Obst und Gemüse) gebildet werden und u. a. ihrem Schutz dienen. Viele dieser Substanzen sind nachweislich gesundheitsfördernd für uns Menschen: Sie schützen beispielsweise vor freien Radikalen und frühzeitiger Zellalterung.

Das „High"-Gefühl von *Cannabis* ist nun auf ihren sekundären Pflanzenstoff mit psychoaktiver Wirkung – das **Tetrahydrocannabinol**, kurz **THC** – zurückzuführen. Bemerkenswerterweise kommt THC ausschließlich in Hanf vor und wird mittlerweile nicht nur zum Berauschen, sondern auch zu medizinischen Zwecken gegen chronische Nervenschmerzen u. v. a. m. verwendet. THC ist allerdings nicht der einzige besondere Inhaltsstoff der Hanfpflanze. Sie kann mit einer ganzen Reihe ähnlicher Substanzen aufwarten, die man als **Cannabinoide** bezeichnet. Hierbei handelt es sich um sekundäre Pflanzenstoffe – ähnlich wie Carotinoide und Flavonoide in Gemüse und Obst, nur dass Cannabinoide eben fast ausschließlich in Hanf vorkommen.

Inzwischen wurden mehr als hundert solche **Cannabinoide** gefunden, die, im Gegensatz zu THC, nicht psychoaktiv wirken – dazu gehören **C**anna**bidi**ol, kurz **CBD**, Cannabigerol (CBG), Cannabichromen (CBC), Cannabinol (CBN) und Cannabicyclol (CBL). Durch selektierte Züchtung über Jahrzehnte hinweg ist es gelungen, weitestgehend THC-freien Hanf (Nutzhanf) zu gewinnen. Es entstanden also Sorten, die eine Vielzahl von nicht berauschenden, aber gesundheitsfördernden Cannabinoiden enthalten. Aus solchen Nutzhanfsorten lässt sich heutzutage vor allem CBD extrahieren und für Nahrungsergänzungsmittel und Kosmetika verwenden.

CBD ist so beliebt, weil es u. a. schmerzlindernd wirkt, Entzündungen hemmt, die körperliche wie psychische Regeneration und gesunden Schlaf fördert. Doch wie erklärt sich die vielfältige Wirkung dieses und anderer Cannabinoide? Die Forschungsanstrengungen zur Identifikation der Cannabinoide haben in den 1980er-Jahren zur Entdeckung des **Endocannabinoid-Systems** geführt, eines körpereigenen Teils des Nerven- und Immunsystems in Mensch und Tier, das spezielle Zellrezeptoren für Cannabinoide und darüber hinaus auch vom Körper selbst gebildete Cannabinoide (Endocannabinoide) beinhaltet. Mensch und Hanf scheinen somit nicht nur aufgrund der breiten Anwendungsmöglichkeiten von Hanf als industriellen Rohstoff für Textilien und Werkstoffe, sondern auch aufgrund des Endocannabinoid-Systems eine innige Beziehung zu haben.

Cannabidiol ist derzeit ein Hype, was sich nicht zuletzt in den sozialen Netzwerken zeigt: Bei Instagram z. B. findet man unter „#cbd“ (Hashtag CBD) 9,8 Millionen Beiträge, auf Facebook gibt es mittlerweile zahlreiche Gruppen mit Themen rund um „CBD“; teilweise mit mehr als 20 000 Mitgliedern. Suchmaschinen im Internet spucken derzeit mehr als 200 Millionen Ergebnisse zum Thema „CBD“ aus. In diversen Onlineshops sind unzählige CBD-Öl-Produkte unterschiedlicher Qualität erhältlich. Allein das Sortiment bei Amazon macht etwa 10 000 verschiedene Produkte rund um das Thema „Cannabidiol“ aus.

„CBD“ steht für „rauschfreies und gesundes“ Cannabis, es ist bei vielerlei Problemen und Beschwerden hilfreich und sollte heutzutage – will man all den Heilversprechen, die im Netz kursieren, Glauben schenken – in keiner Hausapotheke fehlen: CBD-Produkten werden unzählige positive Effekte

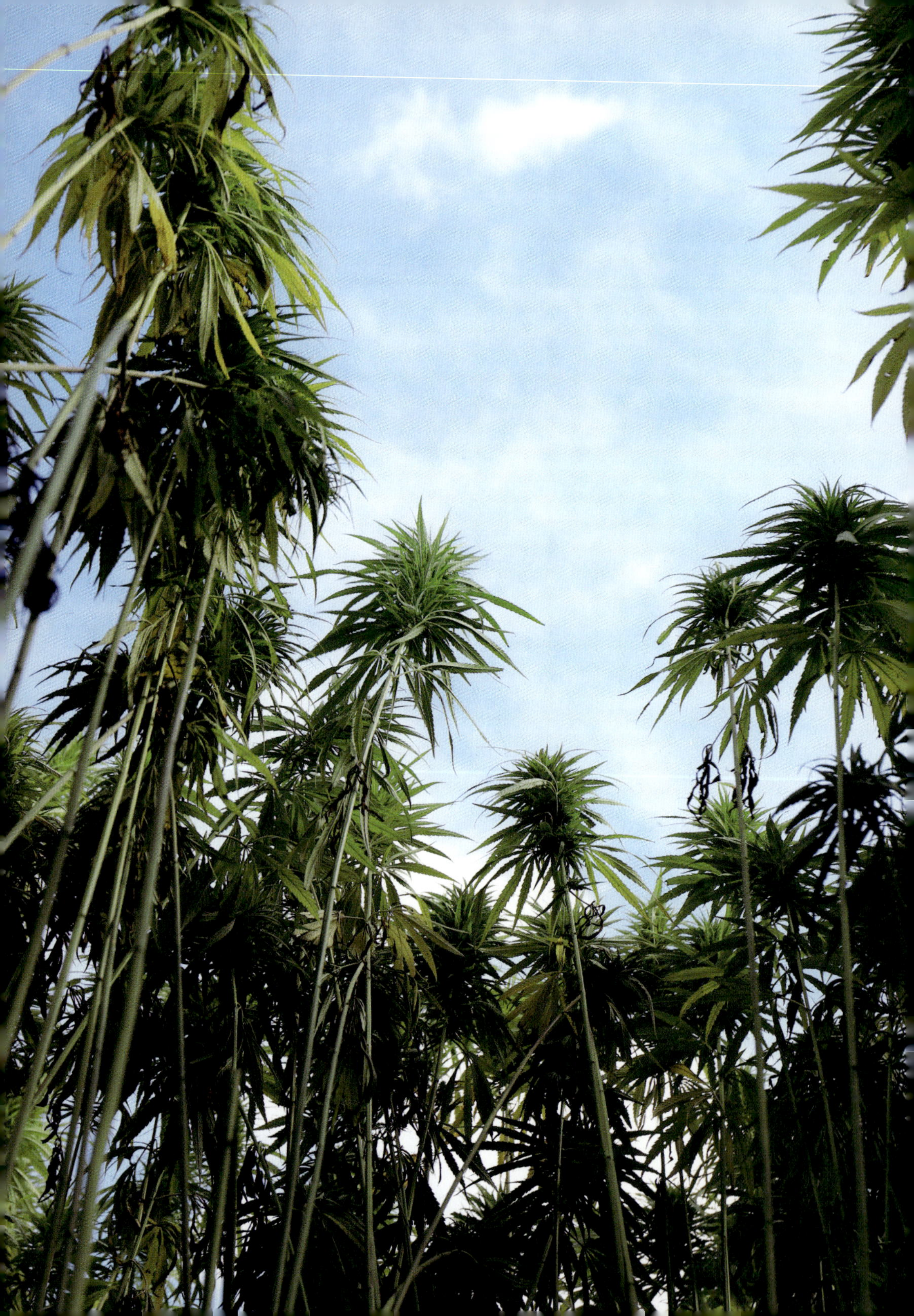

nachgesagt, von Schmerzlinderung über sanfte Schlafförderung bis hin zur positiven Wirkung gegen Krebs. Cannabidiol ist also derzeit in aller Munde und avanciert immer mehr zu einem Lifestyle-Produkt, und das nicht nur als Nahrungsergänzung für Sportler und gesundheitsbewusste Menschen, sondern auch für den Gebrauch zur Entspannung in der Freizeit: Hier kann man CBD-Blüten oder -Liquids verdampfen und CBD-Blüten rauchen.

Doch was ist wirklich dran an diesem Wirbel, der zurzeit um Cannabidiol gemacht wird? Welche Darreichungsform ist die gesündeste? Wie genau wirkt CBD? Woran erkenne ich ein qualitativ hochwertiges Produkt und wie viel davon kann ich bei welchen Beschwerden bzw. zu welchem gewünschten Effekt täglich einnehmen? Welche Kosten kommen auf mich zu? Wenn CBD wirklich auf so vielfältige Weise positiv wirkt, wie es von den zahlreichen begeisterten Anwendern beschrieben wird, sollte es dann nicht eher ein rezeptpflichtiges, kostenfreies Arzneimittel sein, oder wird es sich eher als Nahrungsergänzungsmittel durchsetzen? Diese und viele weitere Fragen möchte ich im Folgenden fundiert und verständlich beantworten. Zahlreiche Praxistipps und Erfahrungsberichte helfen Ihnen zudem, CBD richtig anzuwenden.

Cannabidiol wird in Europa derzeit zu dreierlei Zwecken verwendet:

1. *aus gesundheitlichen Gründen* wird es oral eingenommen, insbesondere in Form von CBD-Ölen als Nahrungsergänzungsmittel und hanfhaltigen Lebensmitteln;
2. *aus medizinischen Gründen* wird es als Arzneimittel verwendet, insbesondere zu nennen ist hier das Arzneimittel *EPIDIOLEX®*, eine oral einzunehmende Cannabidiol-Lösung zur Behandlung von Krampfanfällen bei Kindern,
3. und in der Freizeit werden CBD-Liquids verdampft sowie CBD-Blüten geraucht oder vaporisiert – einfach *zum Entspannen*.

Das Gesundheitspotenzial der *Cannabis*-Pflanze ist vielversprechend, und so feiert sie eben nicht nur ihre Wiederauferstehung als Arzneimittel, sondern auch als Nahrungsergänzungsmittel und als Lebensmittel in Form von Speiseöl und Hanfsamen im Alltag vieler gesundheitsbewusster Verbraucher ihr Comeback. Denn nicht nur das enthaltene Cannabidiol ist für die Gesundheit wertvoll, sondern auch die anderen Cannabinoide, sekundären Pflanzenstoffe sowie Proteine und Omega-3-Fettsäuren in den Hanfsamen. Hanfsamenprotein, Hanfmehl und Hanfsamenöl werden nur aus Hanfsamen hergestellt, die übrigens keinerlei CBD oder andere Cannabinoide enthalten. Im Bereich der Nahrungsergänzungsmittel sind es jedoch die CBD-haltigen Produkte, die in letzter Zeit viel von sich reden machten. Es gibt unzählige positive Erfahrungsberichte von Cannabidiol-Anwendern, die die heilenden und lindernden Wirkungen bei einer ganzen Palette von Beschwerden und Zuständen von Unwohlsein dokumentieren.

Auf der anderen Seite aber herrscht noch immer Verwirrung darüber, wie legal die Verwendung von CBD in Deutschland und anderen europäischen Ländern ist. Hier stellt sich auch die Frage: Was müssen Sie beachten, wenn Sie mit CBD-Produkten auf Reisen gehen? Hier werde ich in *CBD – Heilen mit Hanf* Klarheit schaffen und Ihnen das Thema „Cannabidiol“ in Bezug auf die *derzeitige* rechtliche Situation – die mit dem THC*-Restgehalt und der *Novel Food*-Verordnung zu tun hat – erläutern. Außerdem werde ich Ihnen darlegen, ob und wann CBD für Sie und Ihre Lieben aus wissenschaftlicher Sicht wirklich hilfreich ist.

---

* Tetrahydrocannabinol, Hanfwirkstoff mit psychoaktiver Wirkung

1

Cannabis in der Medizin – Ein kurzer Streifzug durch die Geschichte der Hanfpflanze

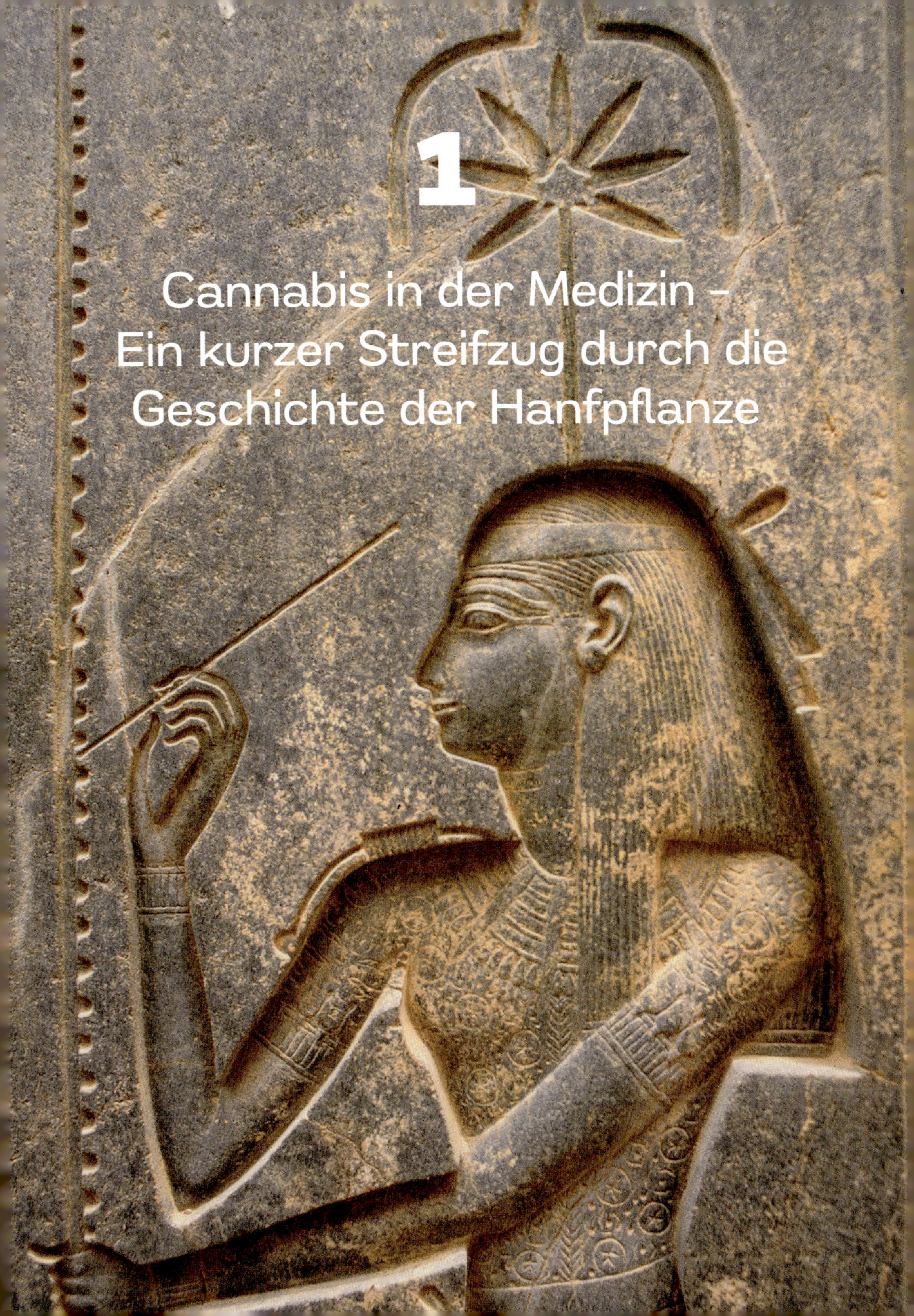

In Naturheilkunde und Medizin gibt es zahlreiche Beispiele für Heilmittel und Medikamente, die einmal weitverbreitet waren, von Heilern und Ärzten eine Zeit lang als Allheilmittel angepriesen oder gern verschrieben wurden und anschließend wieder völlig in Vergessenheit gerieten oder sogar verboten wurden. Meist verschwinden solche Arzneien in der Versenkung, wenn sich im Licht klinischer Studien nicht ausreichend nachweisbare Heilerfolge zeigen, und sie werden verboten, wenn enthaltene Stoffe als gefährlich eingestuft werden müssen. Obwohl die moderne wissenschaftliche Untersuchung der Hanfpflanze als Arzneimittel noch recht jung ist, gibt es historische Daten über Hanf als Heilmittel, die Jahrtausende alt sind. Diese Pflanze kann auf eine lange und bemerkenswerte Geschichte zurückblicken. Zudem erkennt die heutige Wissenschaft mittlerweile einige der bemerkenswerten gesundheitlichen Vorteile der *Cannabis*-Pflanze an. An dieser Stelle habe ich vorab gut recherchierte Fakten über die Geschichte der Hanfpflanze im Bereich „Heilung" für Sie zusammengetragen:*

Mit der C14-Methode konnte anhand von archäologischen Funden nachgewiesen werden, dass Cannabis bereits vor Tausenden von Jahren für medizinische Zwecke genutzt wurde. Diese Methode der „Radiokohlenstoffdatierung" ist ein Verfahren zur Datierung organischer Materialien, die es ermöglicht, das Alter archäologischer Funde (beispielsweise von Pflanzen, Steinen und Geweben) bis zu 60 000 Jahre in die Vergangenheit hinein zu bestimmen. Und das Ergebnis dieser Untersuchungen war: Pflanzenteile von Hanf konnten an verschiedensten Fundstätten weltweit die gesamte Geschichte der Menschheit hindurch dokumentiert werden.

* Siehe *Weißbuch Cannabis* von der Apothekerin Angela Raab

Die ältesten *Cannabis*-Funde stammen allerdings aus Israel und China. Obwohl man in den heiligen Schriften des Judentums und Christentums nichts zum Thema „Hanf" findet, wurden in Israel auf dem Opferstein des Altars von Tel Arad 2700 Jahre alte Spuren von THC, CBD und anderen Cannabinoiden nachgewiesen. In alten chinesischen Gräbern fand man Reste von *Cannabis*-Keimlingen, -blättern und -blüten, deren Alter auf ca. 2500 Jahre bestimmt werden konnte. Aus Überlieferungen wissen wir heute, dass der berühmte chinesische Kaiser Shennong – der die Pflanzen auf ihre medizinischen Eigenschaften hin untersuchte und die Menschen lehrte, Ackerbau zu betreiben – im Jahr 2737 v. Chr. *Cannabis* als Arzneimittel bei verschiedenen Gebrechen einsetzte: zur Behandlung von Nervenentzündungen (*Beriberi*), Rheuma, Verstopfung, Menstruationsbeschwerden, allgemeinen Frauenleiden, Gicht und Malaria. Das Ergebnis seiner Heilpflanzenstudien mit mehr als 365 Kräutern und Substanzen hat er in einem dreiteiligen Werk über medizinische Pflanzen und Kräuter zusammengestellt, dem „Klassiker der Heilkräuter nach Shennong". Hier beschreibt er auch die Vorteile des grünen Tees für die Gesundheit.

Li Shizhen (1518–1593), ein weiterer chinesischer Gelehrter, galt als Chinas größter Kräuterspezialist. Er war Arzt, Gelehrter, Pharmazeut und Botaniker, hat unzählige Heilmittel klassifiziert und gilt als Vater der traditionellen chinesischen Medizin (TCM). Li Shizhen definierte mehr als 120 verschiedene Anwendungsmöglichkeiten von *Cannabis*, auch in Verbindung mit anderen Heilpflanzen. Er hebt bei Hanf insbesondere seine positive Wirkung im Einsatz gegen Übelkeit und seine antibiotischen und antiparasitären Eigenschaften hervor. Weiter empfiehlt er ihn bei nervösen Verstimmungen, Krämpfen, Hautausschlägen, Geschwüren und Wunden.

Cannabis wurde natürlich auch in anderen Ländern zur Heilung verwendet – in Indien, Ägypten, Griechenland und in Europa. Im mittelalterlichen Europa gab es bekannterweise nur wenig medizinische Praxis und Forschung im Bereich „Heilmittel". Die Heilkunde wurde im Wesentlichen von Mönchen und Nonnen im Rahmen der Klostermedizin praktiziert. Zu ihnen zählt die Nonne Hildegard von Bingen (1098–1179), eine der bekanntesten medizinischen Gelehrten des Mittelalters. In ihrer Schrift „Physica – Liber simplicis medicinae", die um das Jahr 1160 veröffentlicht wurde, finden sich ebenfalls Hinweise auf die positiven Wirkungen der Inhaltsstoffe von Hanf. Hildegard von Bingen dokumentierte schmerzstillende und verdauungsfördernde Eigenschaften und empfahl die Heilpflanze zur lokalen Behandlung von Geschwüren und Wunden. Darüber hinaus galt *Cannabis* als hilfreich bei rheumatischen und bronchialen Erkrankungen sowie bei Magenbeschwerden wie Übelkeit und wurde außerdem als Opiumersatz verwendet.

In der Renaissance (15. und 16. Jahrhundert, die Zeit des Umbruchs vom Mittelalter zur Neuzeit) wurde der Hanf in Europa weiterhin als wertvolle Heilpflanze berücksichtigt und fand Eingang in zahlreiche Kräuterbücher. Besonders hervorzuheben ist hier das Werk „De Historia Stirpium" des Botanikers Leonhart Fuchs (1501–1566) aus dem Jahr 1542. Darin finden sich in sehr detaillierten Zeichnungen die äußeren Merkmale der *Cannabis*-Pflanze sowie deren Kultivierung und Wirkung beschrieben.

Einige Forscher und Weltreisende brachten zudem Berichte und getrocknete Hanfpflanzen aus dem Mittleren Osten und aus Indien nach Europa, wodurch viele neue Erkenntnisse über die fremdländische Pflanze gewonnen wurden. Der berühmte portugiesische Arzt Garcia da Orta (1499–1568) berichtete in „Coloquios dos Simples e Drogas da India" aus dem Jahr 1563 über seine Erkenntnisse in Bezug auf *Cannabis* und die traditionelle Anwendung der Pflanze in Indien, beispielsweise als Beruhigungsmittel. Der englische Apotheker und Botaniker John Parkinson (1567–1650) erwähnt die Hanfpflanze in seinem Werk „The Botanical Theatre of Plants“ aus dem Jahr 1640 ebenfalls. Er empfiehlt sie bei trockenem Husten, Gelbsucht, *Diarrhö*, *Koliken* und Gicht sowie Tumoren, Verbrennungen und Schmerzen.

Cannabis-Arzneien in Europa und den USA im 19. und 20. Jahrhundert

Cannabis war im 19. Jahrhundert sehr beliebt und wurde als „Allheilmittel“ in Apotheken in Europa und in den USA verkauft. Zu dieser Zeit erlebte die Hanfpflanze eine regelrechte pharmazeutische Blütezeit und war eines der meistverkauften Heilmittel. Verschiedene Extrakte waren damals in so gut wie jeder Apotheke erhältlich und nahezu jede Apotheke hatte ihr eigenes Rezept zur Herstellung von *Cannabis*-Tinkturen (siehe Abb. links) gegen Schmerzen, Schlaflosigkeit, nervliche Erkrankungen u. v. m.

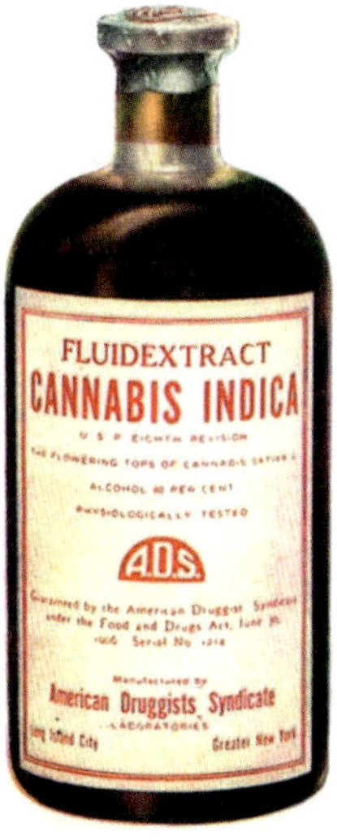

Cannabis-Extrakt aus den USA, 1937

In der zweiten Hälfte des 19. Jahrhunderts machten Hanfpräparate in europäischen und amerikanischen Apotheken die Hälfte aller verkauften Medikamente aus und allein in Europa waren etwa in der Zeit von 1850 bis 1940 mehr als hundert verschiedene solche Heilmittel erhältlich. *Cannabis* avancierte außerdem nach und nach zur leichteren und bekömmlicheren Alternative von Opium. Die Extrakte dieser Heilpflanze wurden gegen zahlreiche Krankheiten wie Migräne, Kopfschmerzen, *Neuralgien, Rheuma,* epilepsieähnliche und andere

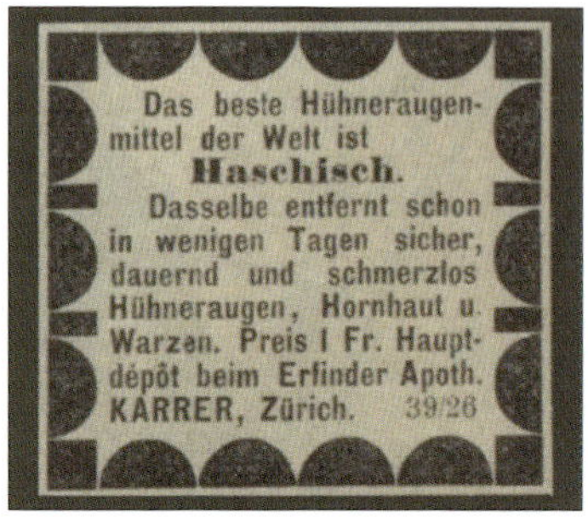
Das beste Hühneraugen-
mittel der Welt ist
Haschisch.
Dasselbe entfernt schon
in wenigen Tagen sicher,
dauernd und schmerzlos
Hühneraugen, Hornhaut u.
Warzen. Preis 1 Fr. Haupt-
dépôt beim Erfinder Apoth.
KARRER, Zürich. 39/26

Werbung für „Karrers Haschisch Hühneraugentinktur", 1894, 1926[*]

Arten von Krämpfen eingesetzt. Sie fanden außerdem als Beruhigungs- und Schlafmittel, zum Lindern von Husten und als Arzneimittel bei asthmatischen Beschwerden Anwendung. „Dr. Dralles Somnium" beispielsweise war eine Hanftinktur, die als sanfte Einschlafhilfe und als Beruhigungsmittel diente. Solche Extrakte wurden auch als Mittel gegen Hühneraugen gelobt (siehe Abb. unten) und wegen ihrer antibakteriellen Effekte wurden sie als antiseptisches Mittel eingesetzt.

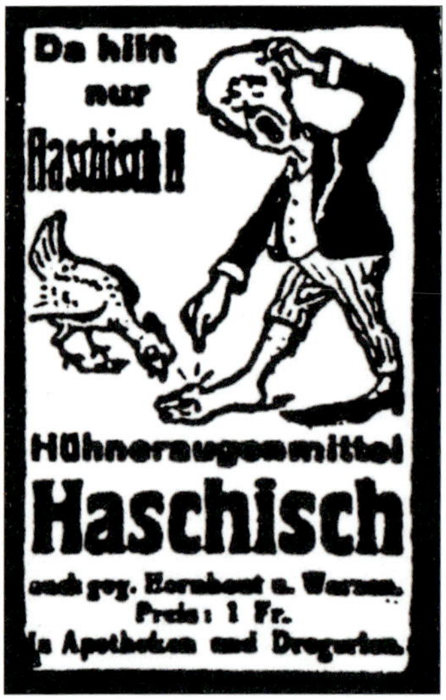
Da hilft
nur
Haschisch!!
Hühneraugenmittel
Haschisch
Preis: 1 Fr.

„Da hilft nur Haschisch"-Werbung für Hühneraugentinktur[**]

Zudem war *Cannabis* in Muskel- und Rheumasalben sowie in äußerlich anzuwendenden Zubereitungen bei Brandwunden und Verbrühungen enthalten. Ob also als öliger Auszug zur Einreibung, als alkoholischer Extrakt zur äußeren oder innerlichen Anwendung, oder als Rauchwerk: Hanf wurde zu jener Zeit in jeder denkbaren Darreichungsform eingesetzt, und es gab praktisch keinen Anlass und kein Leiden, bei dem er nicht als Heilmittel ärztlich verordnet wurde. Am häufigsten wurde Hanf in Form von Tinkturen (alkoholischen Lösungen der Pflanzenteile) ein-

[*] Delvaux de Fenne Gregor: „Hanf: Harry Anslinger", in *Planet Wissen Online*, Stand: 8. Mai 2020; Harry Anslinger ging als Chef des amerikanischen Drogendezernats ab den 1930er-Jahren mit irrationaler Härte gegen Cannabis und dessen Konsumenten vor

[**] *Deutsche Medizinische Wochenschrift* 19, 1893, Nr. 24, Beilage

gesetzt. Später kamen auch *Cannabis*-Pillen dazu. Es war die bis heute bekannte Firma *Merck*, die einen wässrigen *Cannabis*-Extrakt aus Blüten (*Extractum Cannabis indicae aquosum fluidum*) auf den Markt brachte, der insbesondere als hustenlinderndes Mittel gegen die damals verbreitete *Tuberkulose* angepriesen wurde. Eine Tinktur aus *Cannabis*-, Bilsenkrautextrakt, Kaliumbromid und Chloralhydrat wurde als Schlafmittel verwendet. In den USA wurde sie als Fertigarzneimittel unter dem Namen *Bromidia* vertrieben und auch in Deutschland war sie in verschiedenen Arzneibüchern[*] als Rezeptur mit der gleichen Zusammensetzung zu finden.

INFO

Cannabis – Was macht hier eigentlich „high"?

Die berauschende und Sucht erzeugende Nebenwirkung von *Cannabis* war dabei seit jeher bekannt. Heute weiß man, dass diese Effekte auf das in der Pflanze enthaltene Tetrahydrocannabinol (THC) zurückzuführen sind und nicht auf Cannabidiol (CBD). Im 19. und 20. Jahrhundert allerdings gab es nur Hanfvollextrakte, die neben einer Vielzahl von Cannabinoiden eben auch THC enthielten, es gab keine reinen CBD-Extrakte, wie sie heute erhältlich sind. Die *Cannabis*-basierten Medikamente der vorangehenden beiden Jahrhunderte enthielten also allesamt auch THC und wirkten immer berauschend. CBD hingegen ist ein nicht psychoaktiv wirkendes Cannabinoid mit einer großen Fülle heilender Eigenschaften. Heutzu-

[*] So unter Punkt 2.8. im Arzneibuch des Münchner Apothekervereins

> tage kann man THC-freie Hanfmedizin (oder solche mit weniger als 0,2 Prozent THC-Gehalt) verwenden, beispielsweise in Form von CBD-Extrakten und -Ölen.

Hanfpräparate waren also das gesamte 19. Jahrhundert hindurch sehr beliebt ... bis sie dann langsam, aber stetig ab den 1930er- und 1940er-Jahren aus den Apotheken und dem amtlichen Arzneibuch verschwanden! Denn die weitere medizinische Verwendung von *Cannabis* wurde durch wirtschaftliche, soziale und ethische Probleme beeinflusst und behindert. Im Laufe des 20. Jahrhunderts begann die Verwendung von *Cannabis* aufgrund seiner berauschenden und der befürchteten unberechenbaren Wirkung als „Quacksalberei" und gefährlich zu gelten. In Wahrheit waren es jedoch vorrangig finanzielle Interessen, die hier federführend waren. Angela Raab beschreibt die wirtschaftlichen Hintergründe der „*Cannabis*-Prohibition" detailliert in ihrem Buch *Weißbuch Cannabis*.

Zusammengefasst folgten auf die Zeit, in der *Cannabis* in der Medizin gern und viel genutzt wurde, Dutzende Jahre der Verunglimpfung und Restriktion, bis die Bewertung der Pflanze und ihrer Wirkstoffe dann in den 1960er-Jahren aufgrund neuer wissenschaftlicher Erkenntnisse überdacht wurde. Seither nimmt ihre Bedeutung im Bereich der medizinischen Anwendung wieder peu à peu zu. Wissenschaftliche Untersuchungen ermöglichten erste Charakterisierungen der wichtigen Inhaltsstoffe der Hanfpflanze: Das sind die sogenannten Cannabinoide. Tetrahydrocannabinol, kurz THC, war das erste Cannabinoid, das in den 1960er-Jahren entdeckt wurde. Dieser Meilenstein in der Forschung gab den Wissenschaftlern Auftrieb, sie wollten genaustens untersuchen, an welche menschlichen Rezeptoren THC andockt,

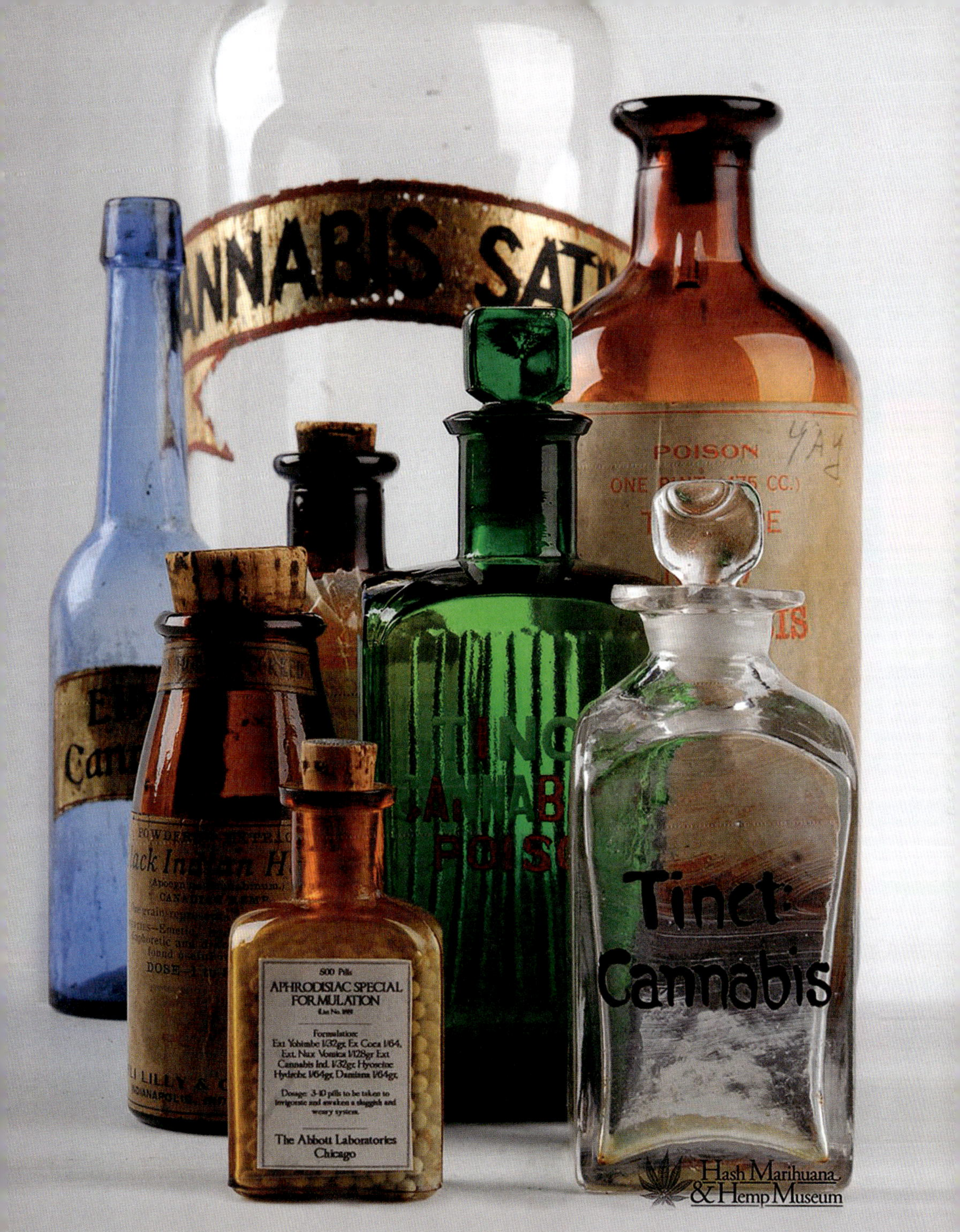

Cannabis-basierte Arzneien, Anfang des 20. Jahrhunderts, USA, (gefunden im *Hash*, *Marijuana & Hemp Museum* in Barcelona; *www.hashmuseum.com*)

wie es im Menschen wirkt und wie schädlich es ist. Endlich lieferte dann die Entdeckung des Endocannabinoid-Systems, des menschlichen körpereigenen Cannabinoid-Systems (siehe Seite 61 ff.), in den 1980er- und 1990er-Jahren mehr und mehr Gewissheit über die Wirksamkeit von Cannabinoiden bei der Behandlung zahlreicher Erkrankungen.

Die als unberechenbar und gefährlich eingestufte Wirkung von *Cannabis* wird heute deutlich nüchterner betrachtet als in den Zeiten der Hanf-Prohibition. (Berauschende) Nebenwirkungen sind demnach allein auf das THC, nicht auf andere Cannabinoide wie Cannabidiol (CBD) zurückzuführen. Zudem ist mittlerweile klar, dass die therapeutischen Wirkungen von THC die Nebenwirkungen dieser Substanz deutlich überwiegen und dass sogar unerwünschte Nebenwirkungen von THC, wie beispielsweise Herzrasen oder eine gestörte motorische Koordination, bei richtiger Anwendung weitestgehend umgangen werden können.

INFO

Nutzhanf versus medizinischer Hanf: Der Unterschied liegt im THC-Gehalt

„Hanf“, „Nutzhanf“, „Cannabis“, „medizinisches Cannabis“, „Marihuana“ – das alles sind Begriffe, die im Grunde dieselbe Pflanze mit der lateinischen Bezeichnung *Cannabis sativa L.* beschreiben. Hierbei handelt es sich um eine Pflanzengattung innerhalb der Familie der Hanfgewächse (*Cannabaceae*).

Wichtig ist, dass die Pflanzengattung *Cannabis sativa L.* sehr viele verschiedene Sorten mit unterschiedlichen Inhaltsstoffen bezeichnet. Alle Hanfsorten, die zur kommerziellen Nutzung angebaut werden und nicht als Rausch- oder Arzneimittel dienen, werden als Nutz- oder Industriehanf bezeichnet. Nutzhanf wird u. a.

- zur Gewinnung von Hanffasern angebaut.
- Außerdem werden Hanfsamen (zur Gewinnung von Hanföl und als Zutat bei Speisen),
- Hanfblüten und -blätter (zur Herstellung von Kräutertee, CBD-Ölen und ätherischem Hanföl) verwendet.

Nutzhanf hat bei verschiedenen Sorten und Anbaumethoden verschiedene Cannabinoid- und Terpengehalte. So kann und darf beispielsweise der Gehalt an Cannabidiol (CBD) unbegrenzt hoch sein und der Duft, der auf die sortenspezifische Terpen-Mischung zurückzuführen ist, kann variieren.

Der Gehalt an THC in Nutzhanf unterliegt hingegen strengen Vorgaben: In Deutschland muss er unter 0,2 Prozent, in Österreich unter 0,3 Prozent und in der Schweiz unter 1 Prozent liegen. Der Begriff „medizinisches Cannabis" beschreibt in der Regel Pflanzen, die dem Betäubungsmittelgesetz (BtmG) unterliegen, da der THC-Gehalt den des Nutzhanfs bei Weitem übersteigt.

Heute wird der Begriff „Cannabis" mehr im medizinischen Kontext verwendet – und diese Sorten enthalten deutlich mehr THC als die Nutzhanfsorten – und die Begriffe „Hanf" oder „Nutzhanf" im industriellen Kontext, wenn es also um die Verwertung der gesamten Pflanze geht, die über den medizinischen Gebrauch hinausgeht und auch Faser- und Lebensmittelgewinnung berücksichtigt. CBD-Produkte, die als Nahrungsergänzungsmittel dienen, werden in aller Regel aus Nutzhanf hergestellt.

Die lange Geschichte des Hanfs zeugt davon, wie nützlich diese Pflanze dem Menschen tatsächlich ist:

- als Faser für Textilien und Werkstoffe,
- als Lebensmittel (Hier sind vor allem die Hanfsamen von Bedeutung!)
- und eben auch als Rauschmittel und in der Medizin.

Insbesondere wegen der vielen neuen Forschungsanstrengungen zu den gesundheitsfördernden Eigenschaften von Hanf erhält er heute mehr Aufmerksamkeit von gesundheitsbewussten Verbrauchern, Patienten, Ärzten und Gesundheitsbehörden.

Tatsächlich ergeben sich viele seiner therapeutischen Eigenschaften nicht aus neuen Entdeckungen, sondern beruhen vielmehr auf der Wie-

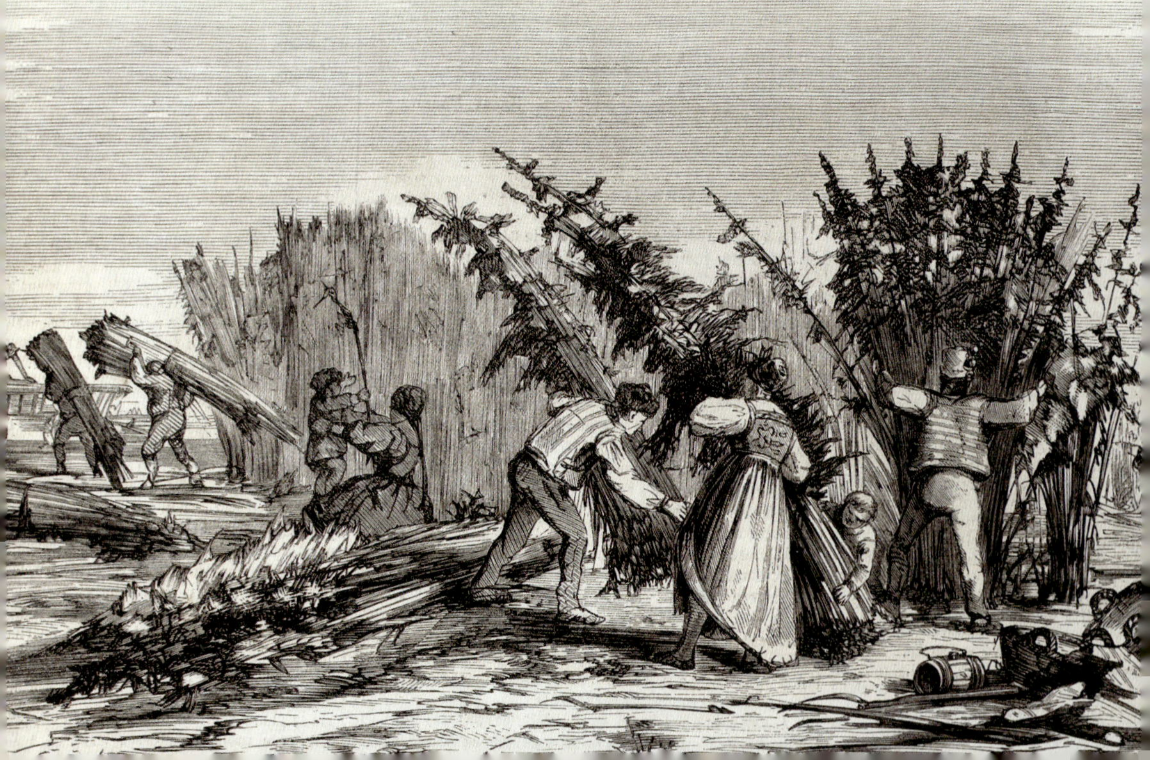

Charles Lallemand (1826–1904): *Hanfernte am Rheinufer*, veröffentlicht in *L'Illustration – Journal Universel*, Paris, 1860

derbelebung empirischer Beobachtungen, die durch seine Verwendung zu Heilzwecken im Laufe der Jahrhunderte in allen wichtigen alten Kulturen wie in China, Indien, Ägypten, Griechenland und vielen anderen Ländern gesammelt wurden. Heutzutage sind es die historischen Fallberichte (anekdotischen Daten) von Patienten und Ärzten, die zunächst einmal auf die vielfältigen Verwendungsmöglichkeiten von medizinischem *Cannabis* hindeuten. Diese werden dann wiederum in klinischen Studien überprüft. So gilt es mittlerweile als erwiesen, dass die gesundheitsfördernde Wirkung von *Cannabis* nicht allein auf sein „high" machendes THC zurückzuführen ist, sondern dass es mehr als hundert weitere im Hanf enthaltene Cannabinoide sind, die im Verbund ein enormes Potenzial für die gesundheitsfördernde Wirkung haben, und das ohne jeden berauschenden Effekt.

Eines dieser vielen nicht high machenden und gesunden Cannabinoide – das bereits erwähnte Cannabidiol, kurz CBD – rückt nun stärker in den Fokus der wissenschaftlichen Untersuchungen. Ob in den Urhanfsorten, die traditionell vor Hunderten von Jahren auch als Medizin verwendet wurden, ebenfalls mehr CBD als THC (Tetrahydrocannabinol) enthalten war, das habe ich bislang nicht herausfinden können. Dennoch lässt sich vermuten, dass der Urhanf zumindest ein ganz anderes Cannabinoid-Mengen-Profil aufwies als durch spezielle Selektierung gezüchtete Sorten, auf die wir heute sowohl im medizinischen als auch im industriellen Kontext stoßen.

Der Weg des Cannabis – Seit Ende des 19. Jahrhunderts bis heute

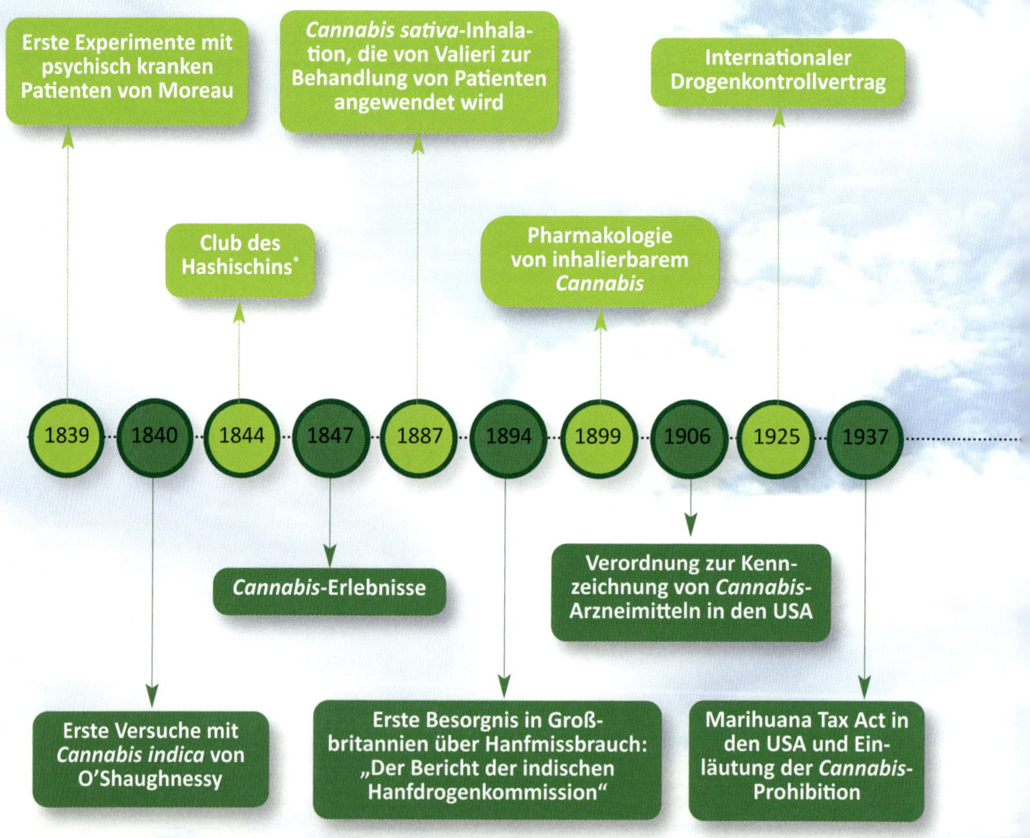

* „Klub der Haschischesser"; eine Gruppe französischer Wissenschaftler, Literaten und Künstler (unter ihnen Charles Baudelaire, Théophile Gautier, Alexandre Dumas der Ältere), die anhand von Selbstversuchen mit Drogen – insbesondere Haschisch – deren Wirkung erforschte (nach: *Wikipedia*)

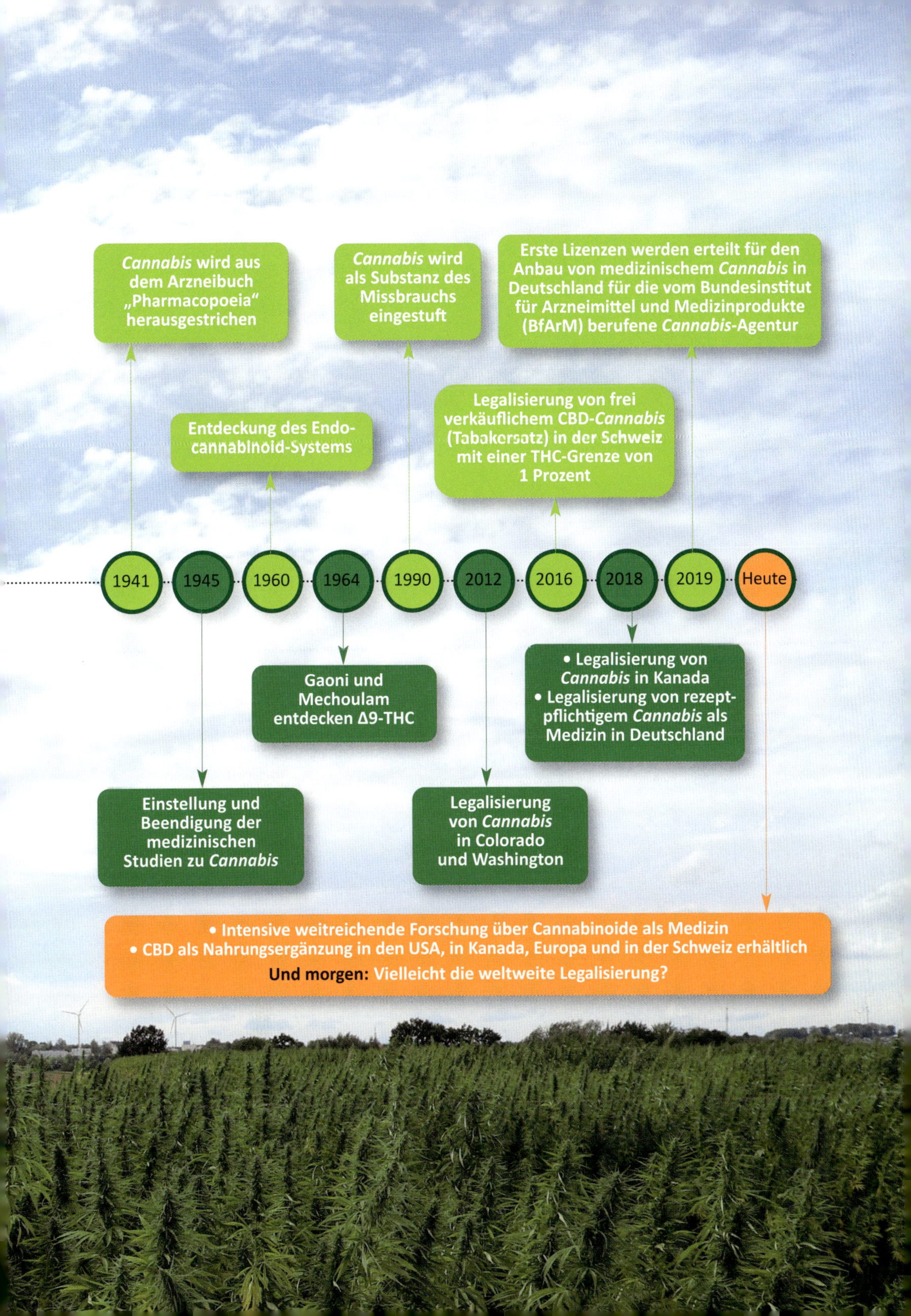
Cannabis wird aus dem Arzneibuch „Pharmacopoeia" herausgestrichen
Entdeckung des Endo-cannabinoid-Systems
Cannabis wird als Substanz des Missbrauchs eingestuft
Legalisierung von frei verkäuflichem CBD-*Cannabis* (Tabakersatz) in der Schweiz mit einer THC-Grenze von 1 Prozent
Erste Lizenzen werden erteilt für den Anbau von medizinischem *Cannabis* in Deutschland für die vom Bundesinstitut für Arzneimittel und Medizinprodukte (BfArM) berufene *Cannabis*-Agentur
1941
1945
1960
1964
1990
2012
2016
2018
2019
Heute
Gaoni und Mechoulam entdecken Δ9-THC
• Legalisierung von *Cannabis* in Kanada
• Legalisierung von rezept-pflichtigem *Cannabis* als Medizin in Deutschland
Einstellung und Beendigung der medizinischen Studien zu *Cannabis*
Legalisierung von *Cannabis* in Colorado und Washington
• Intensive weitreichende Forschung über Cannabinoide als Medizin
• CBD als Nahrungsergänzung in den USA, in Kanada, Europa und in der Schweiz erhältlich
Und morgen: Vielleicht die weltweite Legalisierung?

2

Cannabinoide & Co. – Die wirkungsvollen Inhaltsstoffe der Hanfpflanze

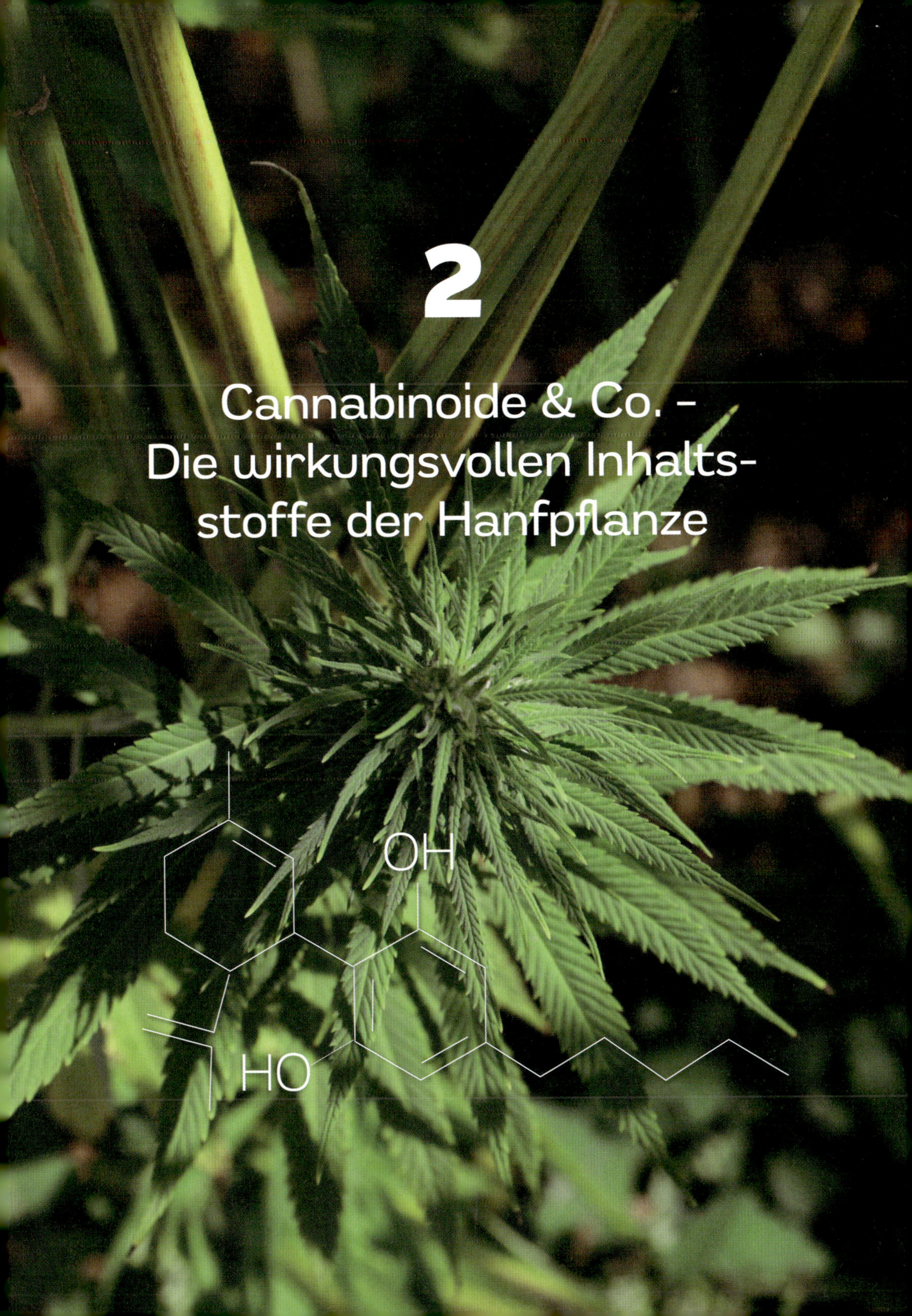

Die Pflanze *Cannabis sativa* enthält mehr als 500 verschiedene Wirkstoffe, darunter mindestens 120 unterschiedliche Cannabinoide, die allerdings im Laufe der Zeit in verschiedenen Hanfsorten gefunden wurden, also nicht alle zusammen in jeder Hanfpflanze vorkommen. Die bekanntesten und am häufigsten vorkommenden Cannabinoide sind Tetrahydrocannabinol (THC), Cannabidiol (CBD), Cannabigerol (CBG), Cannabichromen (CBC), Cannabinol (CBN) und Cannabicyclol (CBL). Je nach Sorte variiert der Gehalt dieser und anderer Cannabinoide in den verschiedenen Pflanzen sehr stark. Das Cannabinoid CBD steht mengenmäßig – gleich nach THC – in den meisten medizinischen Hanfsorten an zweiter Stelle. Bei Nutzhanfsorten steht mengenmäßig in der Regel CBD oder CBG an erster Stelle und THC spielt eine untergeordnete Rolle.

Ende des Jahres 2019 wurden an einer italienischen Universität drei weitere neue Cannabinoide entdeckt: Tetrahydrocannibiphorol (THCP), Tetrahydrocannabutol (THCB) und Cannabidiphorol (CBDP), wobei Letzteres sozusagen ein Cousin des beliebten CBD ist. Obwohl viele verschiedene Cannabinoide derzeit auf Ihre therapeutischen Eigenschaften hin untersucht werden, kümmert sich die Forschung zum therapeutischen Nutzen von Cannabinoiden bisher vorwiegend um THC und CBD, wobei neuerdings auch CBG Aufmerksamkeit geschenkt wird.

Außerdem liegen in *Cannabis* primäre Pflanzenstoffe (wie Aminosäuren, Proteine, Zucker, Fettsäuren), bioaktive Substanzen wie Ballaststoffe und sekundäre Pflanzenstoffe (darunter Terpene, Chlorophyll und Flavonoide) sowie weitere Substanzen (wie Stickstoffverbindungen, Hydrocarbone, Alkohole und Ester) vor.

Cannabidiol – Das Cannabinoid mit enormem gesundheitlichem Potenzial

Aufgrund der großen Beliebtheit und der erstaunlich vielfältigen gesundheitsfördernden Wirkungen soll das hauptsächliche Augenmerk dieses Buchs auf CBD liegen. In etlichen Online-Artikeln, Blogs, in sozialen Netzwerken sowie Presseartikeln sind unzählige Beiträge zum Thema „CBD" zu finden: Hier kann man Erstaunliches über seine gesundheitsfördernden Eigenschaften lesen. Es gibt zahllose *Health-Claims*, Behauptungen also über die erstaunlichen heilenden Eigenschaften dieses Cannabinoids, aufgrund derer es sich gut vermarkten lässt. All das in Summe mag den Verdacht wecken, dass CBD möglicherweise das neuste „Schlangenöl" auf dem Markt ist und nichts weiter dahintersteckt als Quacksalberei und der Wunsch, Geld zu verdienen. Und es ist auch so: Immer mehr Unternehmer steigen ins „CBD-Geschäft" ein – und das nicht selten ohne Fachkenntnisse – und erhoffen sich hier ein paar schnelle Euros.

Der CBD-Markt in der EU und der Schweiz ist meiner eigenen Erfahrung nach sehr lebendig: Wer auf Messen wie dem *Cannafest* in Prag und der *Cultiva* in Wien unterwegs ist, erlebt hautnah, wie sehr diese Branche im Erblühen begriffen ist. Und in den USA scheint das nicht anders zu sein. Eine Kollegin aus Oregon berichtete im Dezember 2019, dass CBD-Produkte mittlerweile so gut wie überall in den USA zu bekommen seien, sogar an Tankstellen. Der CBD-Markt gedeiht natürlich auch aus wirtschaftlichen Gründen, wenn man bedenkt, wie teuer ein kleines 10-Milliliter-Fläschchen CBD-Öl sein kann. Ich kenne allerdings auch einige Menschen (und Haustiere) persönlich, denen CBD einen echten gesundheitlichen Nutzen gebracht hat. Daher ist der Hype um diesen Wirkstoff definitiv mehr als schnöde Geldmacherei!

Die Wissenschaft beschäftigt sich bereits seit Anfang des 21. Jahrhunderts intensiv mit der Erforschung der medizinischen Wirkung von *Cannabis*, doch erst seit 2010 wird vermehrt auch die Wirkung von Cannabidiol untersucht. Dabei hat sich deutlich gezeigt, dass CBD mit unserem körpereigenen Cannabinoid-System interagiert, es positiv beeinflusst (zum Endocannabinoid-System siehe Seite 61 ff.). So gibt es jetzt einige hochwertige Studien zur gesundheitlichen Wirkung von Cannabidiol (siehe auch Seite 89 ff.), die bestätigen, dass es definitiv kein „Schlangenöl" ist. Anders als Tetrahydrocannabinol (THC) hat CBD eben keine berauschende Wirkung und beeinflusst weder Motorik noch Gedächtnis oder Körpertemperatur. In dieser Hinsicht ist es also „sicherer" für den Konsum als THC, weil keine Nebenwirkungen entstehen, die sich nicht negativ auf unser Leben im Alltag (z. B. die Fahrtüchtigkeit im Straßenverkehr) auswirken können.

Zur Debatte steht bei den Wissenschaftlern derzeit allerdings noch, ob der langfristige Verzehr von CBD-haltigen Produkten gesundheitlich unbe-

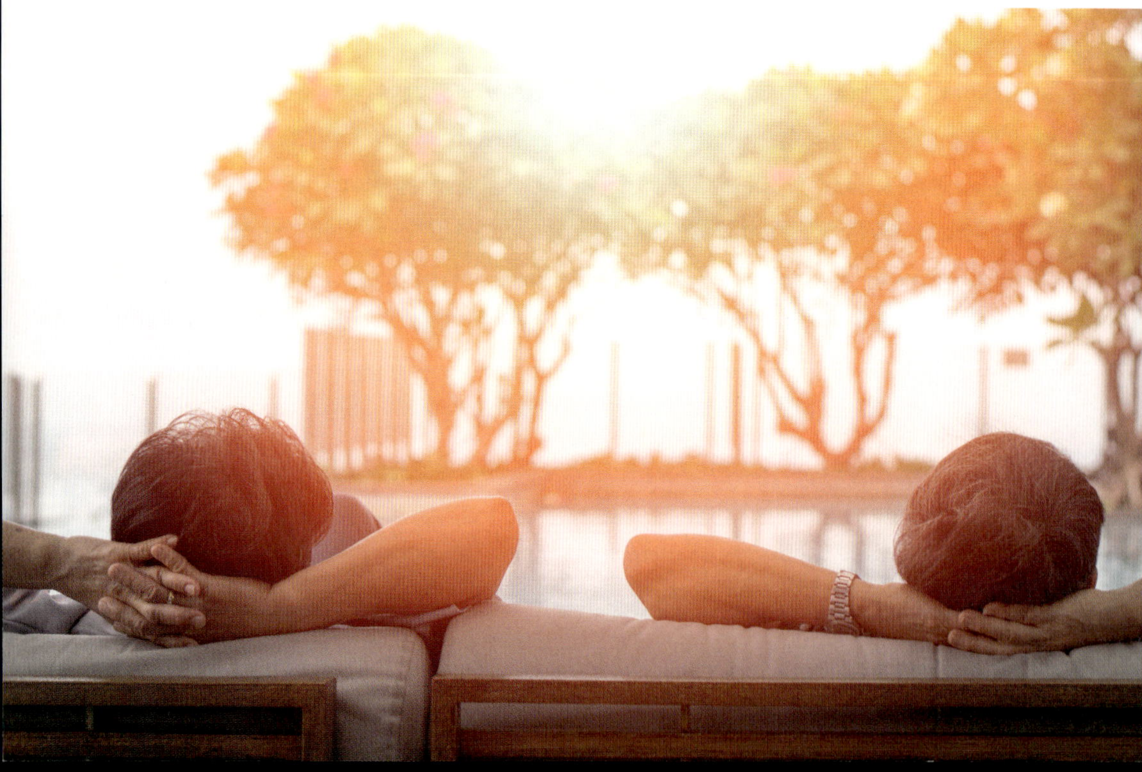

denklich ist, ob es also beispielsweise keine gesundheitsschädigenden Wirkungen auf die Leber hat. Das ist ein Hauptgrund, warum sich europäische und amerikanische Behörden, was die freie Zulassung von CBD in Lebensmitteln anbelangt, wie beispielsweise den sogenannten *edibles* (Kekse oder Gummibärchen mit CBD), derzeit noch in Zurückhaltung üben.

Beim Durchforsten der wissenschaftlichen Literatur zum Thema ist mir allerdings aufgefallen, dass CBD bei den Studienteilnehmern* im medizinischen Kontext überwiegend gut vertragen wurde. Und wenn es mal zu leichten Nebenwirkungen kam, dann meist nur bei sehr hoher Dosierung oder in Wechselwirkung mit anderen Medikamenten. Nach meinem Empfinden betrachten die Behörden die Lage unter anderem kritisch, weil CBD, im pharmazeutischen Kontext angewendet, doch noch eine Dosierungsempfehlung und Anwendungsdauer durch den Arzt oder den Beipackzettel beinhaltet, wohingegen Lebensmittel möglicherweise trotz beschränkter Verzehrempfehlung (bewusst oder unbewusst) übermäßig verzehrt werden könnten. Die Behörden möchten vorab wissen, welche Tagesdosis CBD in Lebensmitteln langfristig sicher ist, was grundsätzlich auch richtig so ist. Derzeit gibt es noch eine Grauzone, was den Handel mit CBD-haltigen Produkten in der Europäischen Union und in den USA anbelangt, eben weil diese sichere langfristige Tagesdosis zumindest von europäischen Behörden bisher nicht definiert wurde** (Details zur rechtlichen Lage siehe Seite 143 ff.).

Im Folgenden werde ich Ihnen nun zuerst einmal die Inhaltsstoffe der Nutzhanfpflanze vorstellen, die gesundheitsfördernde Eigenschaften haben.

---

* Allein zum Zweck der besseren Lesbarkeit hat der Autor in seinem Buch auf die geschlechtsspezifische Schreibweise verzichtet. Alle personenbezogenen Bezeichnungen sind also geschlechtsneutral zu verstehen.

** Stand: Mai 2020

CBD und CBDA - Ein Wirkstoff in zwei verschiedenen Gewändern

Es war der bekannte israelische Professor Raphael Mechoulam (*1930), der Cannabidiol (CBD) erstmals aus der Hanfpflanze extrahierte. Dieser Wirkstoff liegt – wie alle Cannabinoide – in der Pflanze überwiegend als Säure vor. In einigen CBD-Produkten, etwa Nahrungsergänzungsmitteln, ist auch noch ein gewisser Anteil an Cannabidiol-Säure, auch bekannt als „Cannabidiol-Carboxylsäure", kurz CBDA, zu finden (englisch: ***Canna****bi****di****olic* ***a****cid*). CBDA bezeichnet also ein Molekül, das wie CBD aufgebaut ist, allerdings mit einem zusätzlichen Säurerest. Die Säure kann durch Erhitzen abgespalten werden und so wird CBDA in CBD umgewandelt. Diesen Prozess nennt man „Decarboxylierung". In der Hanfpflanze liegen Cannabinoide mengenmäßig in überwiegender Mehrheit mit Säurerest vor. Das sieht man beispielsweise an der Analyse der Inhaltsstoffe der EU-Nutzhanfsorte *Felina* (siehe Tabelle rechte Seite).

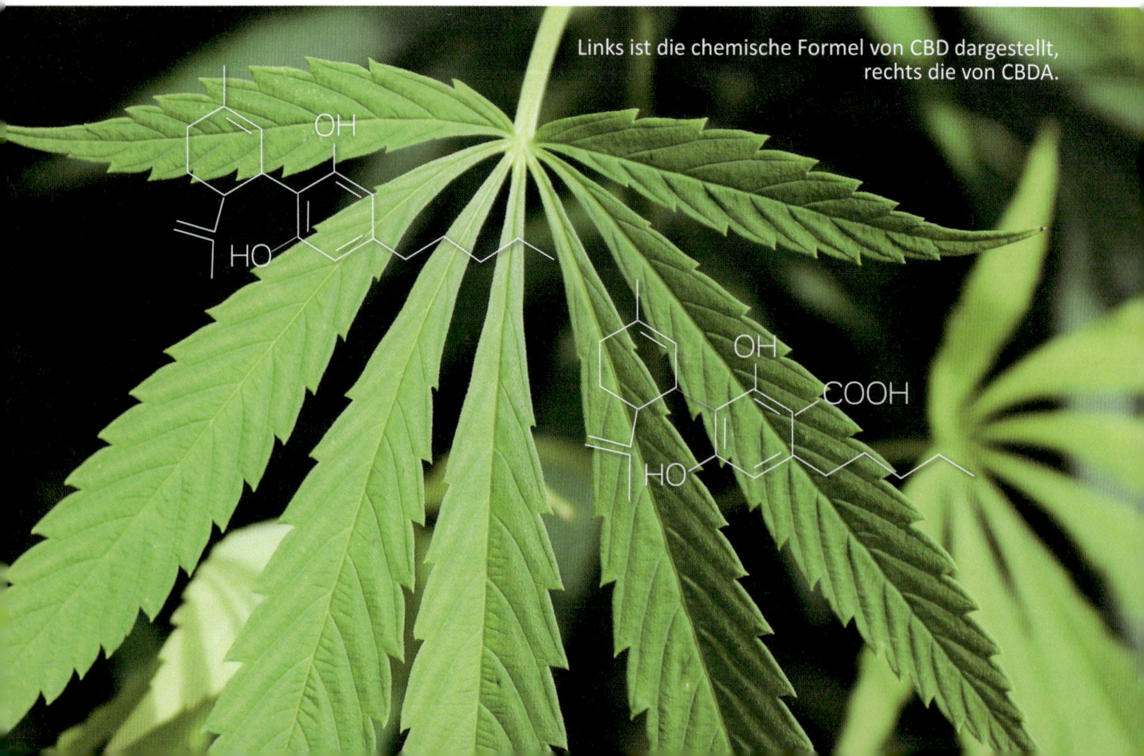

Links ist die chemische Formel von CBD dargestellt, rechts die von CBDA.

Die Inhaltsstoffe der Nutzhanfsorte *Felina**

Kürzel	Substanz	Enthaltene Menge
T-CBD	Summe Cannabidiol (CBD + CBDA)	2,13 %
CBD	Cannabidiol	0,14 %
CBDA	Cannabidiol-Carboxylsäure	2,27 %
T-THC	Summe Tetrahydrocannabiol (THC + THCA)	0,07 %
D9THC	D9-Tetrahydracannabinol	0,01 %
THCA	Tetrahydrocannabinol-Carboxylsäure	0,07 %
D8THC	D8-Tetrahydrocannabinol	NM**
T-CBG	Summe Cannabigerol (CBG + CBGA)	0,05 %
CBG	Cannabigerol	NM**
CBGA	Cannabigerol-Carboxylsäure	0,06 %
CBN	Cannabinol	NM**
CBC	Cannabichromen	0,02 %
THCV	Tetrahydrocannobivarin	NM**
CBDV	Cannobidivarin	NM**
CBDVA	Cannobidivarin-Carboxylsäure	0,02 %

* Das Gewicht der eingelagerten Probe betrug 56 Gramm.

** **N**icht **m**essbar. Der Messwert lag unter der Bestimmungsgrenze von 0,01 Prozent bzw. 100 Milligramm pro Kilogramm.

Interessant ist in diesem Kontext, dass beispielsweise der Gehalt von Cannabigerol (CBG) nicht messbar ist, der Gehalt an Säure (CBGA) zwar niedrig, aber mit 0,06 Prozent immerhin doch im messbaren Bereich liegt. Das Verhältnis von THC mit 0,01 Prozent zu THCA mit 0,07 Prozent zeigt das ebenfalls deutlich: In der Pflanze liegen die Cannabinoide tatsächlich mengenmäßig überwiegend mit Säurerest vor. Bei Erhitzung werden die Cannabinoid-Säuren dann abgespalten, somit wird CBDA zu CBD, CBGA zu CBG, THCA zu THC ... Bei hohen Temperaturen (von mehr als etwa 200 °C) reichen wenige Sekunden, bei niedrigeren Temperaturen (von um die 100 °C) sind einige Minuten bis mehrere Stunden erforderlich, um eine vollständige Umwandlung zu erreichen.

Die Studien zur therapeutischen Wirkung von Cannabidiol haben sich überwiegend mit CBD und nicht mit CBDA beschäftigt. Die meisten Erkenntnisse zu gesundheitlichen Vorteilen von Cannabidiol basieren also auf Studien mit CBD und nicht mit CBDA. Bei THC und THCA ist es ähnlich, bekannt ist die Decarboxylierung (siehe Seite 32) hier im Kontext mit der Rauschwirkung. THCA-haltiges *Cannabis* bewirkt erst durch Erhitzung (Joint, Vaporizer, Backen etc.) Rauschzustände, unerhitzt hat es keine solche Wirkung! So geht man generell davon aus, dass für alle Cannabinoide gilt: Die aktivste Wirkung wird erst durch decarboxylierte Cannabinoide erzielt.

Bei der Herstellung von CBD-Ölen aus getrockneten Nutzhanfpflanzen kann man das Verhältnis von CBD zu CBDA während des Extrahierens verändern, und in der Regel decarboxylieren die meisten CBD-Hersteller ihr Produkt, wodurch im Endprodukt nur noch recht wenig CBDA enthalten ist. Es gibt allerdings auch Erzeugnisse auf dem Markt, die ein ausgewogenes Verhältnis von CBD und CBDA oder sogar überwiegend CBDA enthalten, die demnach also nicht oder nur teilweise decarboxyliert wurden.

TIPP

Ich habe bereits mehrfach online gelesen und von unterschiedlichen Verkäufern gehört, dass CBDA für uns ohne Wirkung sei, aber stimmt das überhaupt? Eine solche Aussage beruht wohl auf der Tatsache, dass CBD wissenschaftlich einfach besser untersucht ist als CBDA. Einige kleine Studien zeigen allerdings, dass auch CBDA wertvoll für unsere Gesundheit ist. Sind sowohl CBD als auch CBDA in Ihrem Produkt enthalten, hat das also gesundheitsfördernde Effekte. Achten Sie allerdings unbedingt darauf, dass der CBD-Gehalt höher ist als der CBDA-Gehalt.

INFO

Decarboxylieren im eigenen Kochtopf – Funktioniert das?

Theoretisch könnte man also einen CBDA-haltigen Extrakt oder ein solches Öl auch in der eigenen Küche im Kochtopf erhitzen und so selbst decarboxylieren. In einer experimentellen Studie aus dem Jahr 2016 nahmen jedoch sowohl bei einer Temperatur von 110 °C als auch bei 130 °C die Konzentrationen der beiden Cannabinoide CBDA und CBD mit zunehmender Zeit und Temperatur ab. In besagter Studie war ein Verlust des Gesamt-CBD-Gehalts von 18 Prozent zu verzeichnen. Das weist auf eine komplexere chemische Reaktion hin.

Die Decarboxylierung von THCA zu THC hingegen scheint eindeutiger und linearer stattzufinden. Wie lang also bei welcher Temperatur ideal zu erhitzen wäre, um CBDA in CBD umzuwandeln und dabei möglichst wenig an CBD zu verlieren, das müsste man von Produkt zu Produkt unter Laborbedingungen sehr genau ausprobieren. Wichtig ist, in diesem Zusammenhang außerdem zu beachten, dass bei hohen Temperaturen auch einige sekundäre Pflanzenstoffe wie Chlorophyll, Flavonoide und Terpene zerstört werden können. Daher rate ich vom Decarboxylieren von CBDA-haltigen Extrakten und Ölen in Eigenregie ab, nicht zuletzt auch aus finanziellen Gründen, denn Sie bezahlen bei Extrakten und Ölen die enthaltene Menge an CBDA und CBD, dann mögen Sie sicher keine hohen Verluste dieser beiden Wirkstoffe in Kauf nehmen.

TIPP

Übrigens ist bei CBD-Produkten immer zu berücksichtigen, dass der THC-Gehalt in Deutschland maximal 0,19 Prozent betragen darf – egal um welche Form von THC es sich handelt, ab einem Gehalt von 0,2 Prozent THC unterliegt das betreffende Produkt dem Betäubungsmittelgesetz. Ähnlich gilt das in Österreich für Produkte mit 0,3 Prozent und in der Schweiz mit 1 Prozent THC. Sie machen sich also strafbar, wenn das von Ihnen erworbene CBD-Produkt einen zu hohen THC-Gehalt hat.

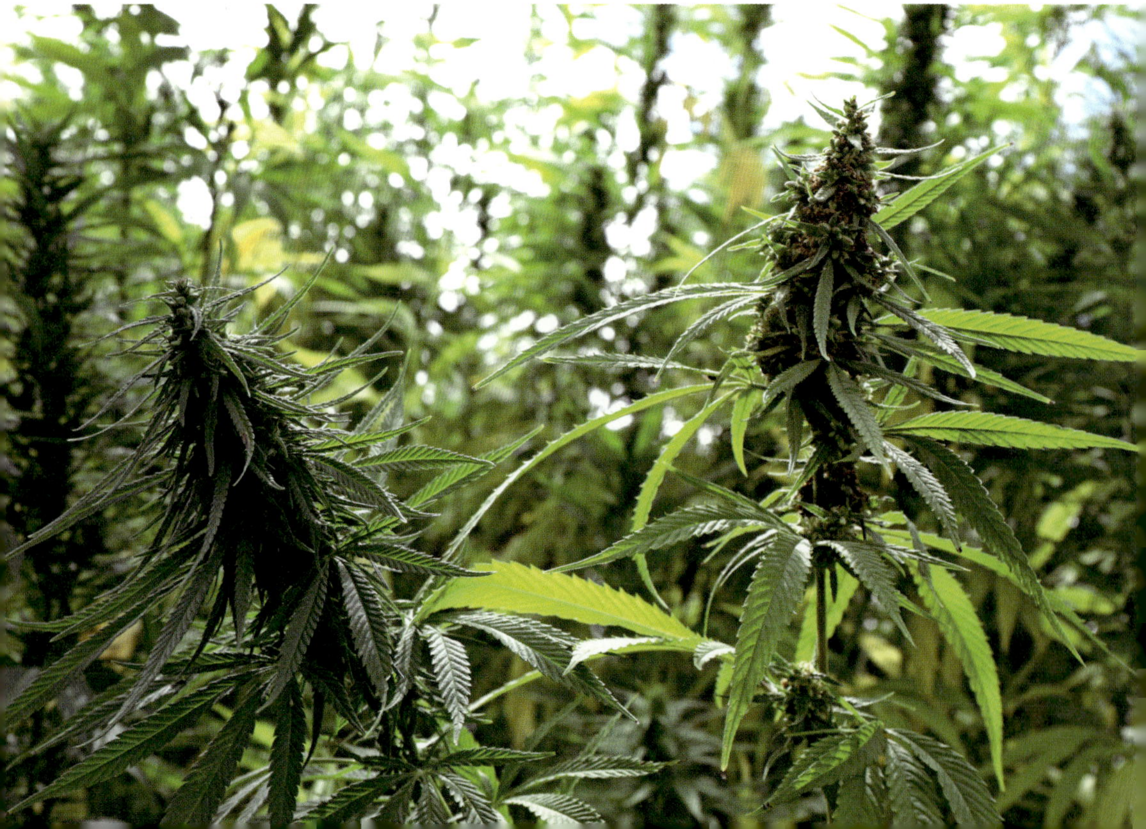

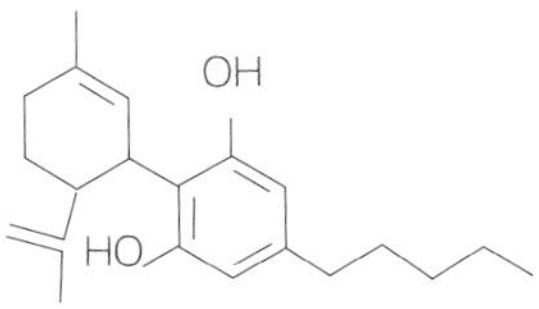

Cannabidiol
(CBD, 1)

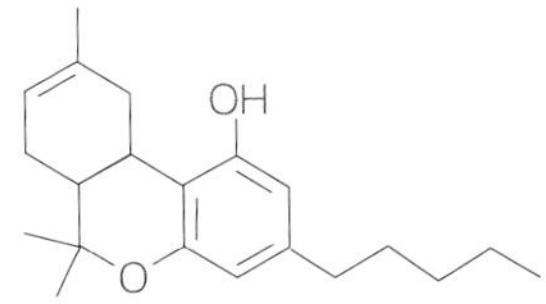

Δ^8 Tetrahydrocannabinol
(Δ^8 THC, 2)

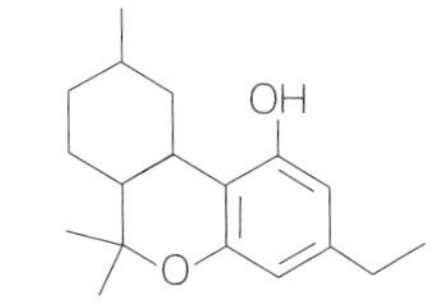

Tetrahydrocannabivarin
THCV, 3)

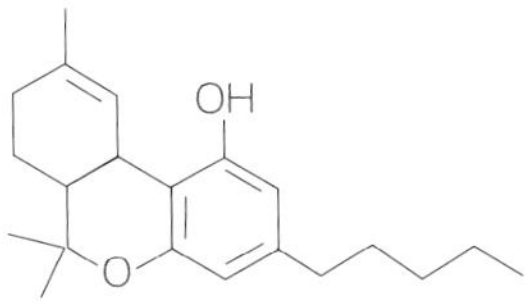

Δ^9 Tetrahydrocannabinol
(Δ^9 THC, 4)

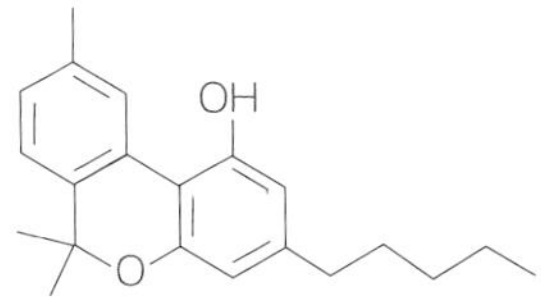

Cannabinol
(CBN, 5)

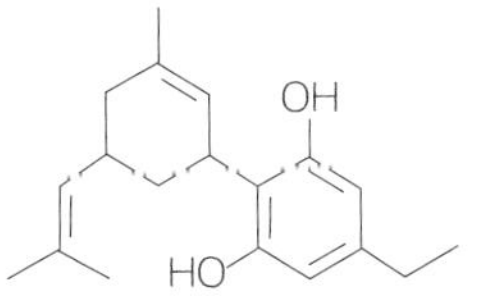

Cannabigerol
(CBG, 6)

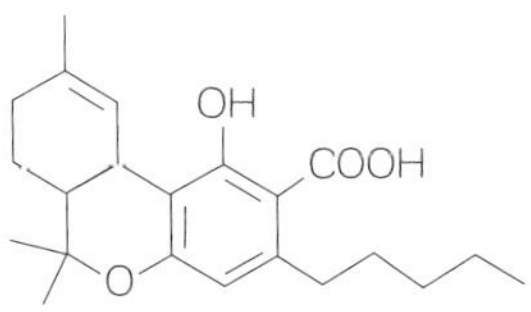

Δ^9 Tetrahydrocannabinolic acid A
(Δ^9 THCA-A, 7)

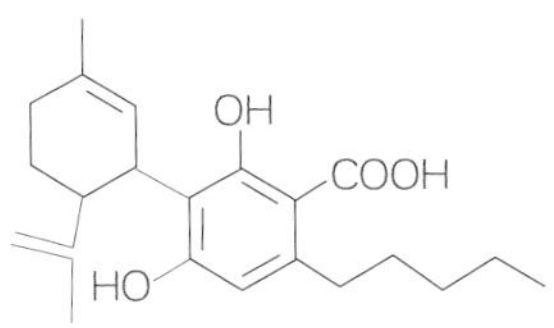

Cannabidiolic acid
(CBDA, 8)

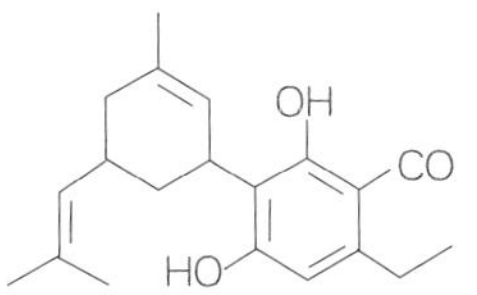

Cannabigerolle acid
(CBGA, 9)

*Die chemische Darstellung (Strukturformel) einiger Cannabinoide verdeutlicht insbesondere den Unterschied, den die Decarboxylierung bringt.**

* Aus Mei Wang et al.: „Decarboxylation Study of Acidic Cannabinoids: A Novel Approach Using Ultra-High-Performance Supercritical Fluid Chromatography/Photodiode Array-Mass Spectrometry", in *Cannabis and cannabinoid research*, Heft 1/1, vom 1. Dezember 2016, Seite 262–271; *www.ncbi.nlm.nih.gov/pmc/articles/PMC5549281/*

Die sekundären Pflanzenstoffe der Hanfpflanze - Eine ungeheure Vielfalt

In allen Pflanzen sind primäre und sekundäre Pflanzenstoffe zu finden. Erstere – Kohlenhydrate, Eiweiße und Fette – dienen als Baustoffe oder dem Energiestoffwechsel und sind für Wachstum und Vermehrung der Pflanze zuständig. Sie sind in den Pflanzen reichlich vorhanden. Bei sekundären Pflanzenstoffen handelt es sich um sehr unterschiedliche chemische Verbindungen, die von der Pflanze in geringen Konzentrationen gebildet werden und wichtige biologische Aufgaben in den Wechselbeziehungen zwischen Pflanze und natürlicher Umwelt haben, wozu vor allem der Schutz der Pflanze vor Fressfeinden oder schlechter Witterung zählt. Aufgrund dieser typischen Eigenschaften zum Schutze der Pflanze gehören Cannabinoide zu den sekundären Pflanzenstoffen.

INFO

Das cannabinoidreiche Harz – Schutz für die Hanfpflanze selbst

Was die sekundären Pflanzenstoffe anbelangt, so produziert die Hanfpflanze neben Carotinoiden, Flavonoiden und Terpenen auch cannabinoidreiches Harz auf der Oberfläche von bestimmten Drüsenhaaren, den sogenannten Trichomen. Die meisten Hanf-Trichome sehen auch aus wie sehr kurze, feine Härchen. Sie befinden sich in großen Mengen auf der Blüten-, der Blatt- und der Stängeloberfläche (nicht aber auf den Samen!) der Pflanze.

Insbesondere die Blütenstände des weiblichen Hanfs sind reichlich mit solchen Drüsen besetzt. Interessanterweise dient die Bildung dieses cannabinoidreichen Harzes als Schutzmechanismus, um das Fortbestehen der Pflanze zu sichern: Cannabinoide dienen der Abwehr von Fressfeinden, manche speziellen Cannabinoid-Verbindungen entfalten auch antimikrobielle Wirkungen, wodurch sie der Pflanze Schutz vor Bakterien und Pilzen bieten. Außerdem hilft das Harz, die Pflanze vor zu starkem Wind zu bewahren und bei geringer Luftfeuchtigkeit vor dem Austrocknen zu schützen, es wirkt wie ein natürlicher Sonnenschirm und hält schädliche UV-Strahlen ab.

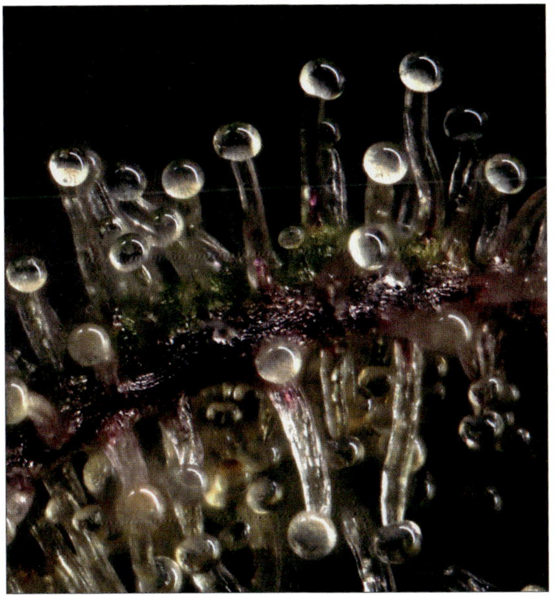

Hanf-Trichome unter der Lupe

Ein *Cannabis*-Extrakt bietet also neben CBD eine Fülle weiterer sekundärer Pflanzenstoffe: zum einen weitere Cannabinoide und zum anderen Carotinoide, Flavonoide, Terpene und Chlorophyll. Von den etwa 100 000 unterschiedlichen sekundären Pflanzenstoffen, die bereits bekannt sind, spielen 5000 bis 10 000 in unseren Lebensmitteln und einige Hunderte im Nutzhanf (*Cannabis sativa*) eine wichtige Rolle. Über die Ernährung aufgenommene sekundäre Pflanzenstoffe beeinflussen im menschlichen Körper erwiesenermaßen eine Vielzahl von Stoffwechselprozessen und tragen damit häufig zur Erhaltung unserer Gesundheit bei.

Terpene, Flavonoide und Chlorophyll – Das gesunde Plus

Terpene – Duft und Heilkraft in einem

Diese flüchtigen organischen Substanzen zählen zu den sekundären Pflanzenstoffen, sind in den ätherischen Ölen fast aller Pflanzen zu finden und dienen der Kommunikation der Pflanzen: Sie locken Insekten an und wehren Fressfeinde ab. Bislang wurden mehr als 8000 Terpene und über 30 000 der nahe verwandten Terpenoide in Pflanzen entdeckt. Mehr als 230 verschiedene Terpenoide wurden bereits in unterschiedlichen *Cannabis*-Sorten identifiziert.* Die Terpene werden wie die Cannabinoide von den Trichomen auf Blättern und Blütenständen der Hanfpflanze gebildet (siehe Seite 38 f.).

Terpene sind verantwortlich für den charakteristischen Duft und Geschmack von Orangen, Lavendel, Hopfen und natürlich auch von *Cannabis*. Diese Pflanzenstoffe können einzeln für sich oder im Team in unterschiedlicher Zusammensetzung auftreten und prägen somit den einzigartigen, natürlichen „Duftabdruck" einer Pflanze. Bei Hanf ist das Terpen-Profil besonders interessant, da jede Sorte ihr eigenes Duftmuster besitzt. „Exklusive" *Cannabis*-Terpene, solche also, die ausschließlich in Hanf und sonst in keiner anderen Pflanze vorkommen, wurden bislang allerdings nicht entdeckt. Es ist vielmehr so: Jede Hanfsorte enthält eine individuelle Komposition von Terpenen, wobei die einzelnen Terpene aber auch in anderen Kräutern, Gewürzen, Obst und Gemüse – eben in anderen Kompositionen – vorliegen.

Chemisch betrachtet gibt es einfache (Monoterpene) und komplexe Terpene (Sesqui-, Di-, Sester-, Tri-, Tetra- und Polyterpene). Man unterscheidet vor allem die beiden Gruppen der Monoterpene und der Sesquiterpene, aus

---

* Stand: 2018

denen sich der Großteil der in Pflanzen enthaltenen ätherischen Öle zusammensetzt. Das in Nahrungspflanzen am häufigsten vorkommende Monoterpen ist Limonen, das auch in unterschiedlicher Konzentration in den vielen unterschiedlichen *Cannabis*-Sorten vorkommt. Des Weiteren sind das Monoterpen Myrcen sowie die Sesquiterpene Caryophyllen und Humulen ebenfalls in den meisten Hanfsorten zu finden. Weitere Terpene, die in *Cannabi*s vorkommen, sind die Monoterpene Pinen und Linalool sowie die Sesquiterpene Bisabolol und Farnesen. Ich werde an dieser Stelle nur auf wenige ausgewählte Hanf-Terpene ausführlicher eingehen, da ich zur Wirkung dieser Pflanzenstoffe nicht allzu viele wissenschaftliche Daten finden konnte.

Wichtig ist, zu wissen, dass besonders die Monoterpene licht- und luftempfindlich sind und sich sehr leicht verflüchtigen. Wenn Sie beispielsweise an frisch geernteten Nutzhanfblüten riechen, so nehmen Sie ein üppiges Bouquet verschiedenster Aromen wahr. Zerkleinern Sie die frischen Blüten, dann vergeht der größte Teil dieses wundervollen Dufts relativ schnell. Will man ein ätherisches Öl aus *Cannabis* herstellen, nutzt

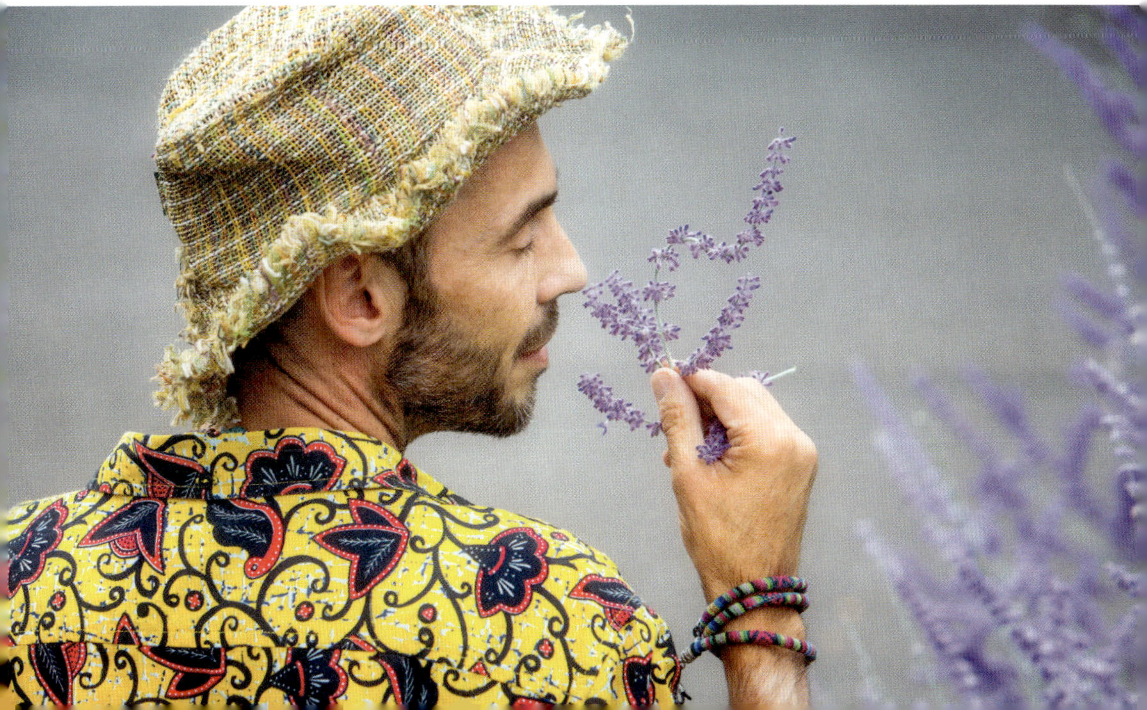

man diesen Effekt und trennt die Aromen absichtlich von der Pflanze, um sie isoliert aufzufangen. Auch lange Lagerzeiten und aufwendige Verarbeitungsprozesse lassen die „bunte" Duftmarke und somit auch den Terpengehalt von Hanf schwinden. Bei der Herstellung von CBD-Extrakt aus Nutzhanfblüten und -blättern ist folglich ein schonender Prozess erforderlich, um das Aroma zu erhalten.

Zu Beginn des 20. Jahrhunderts wurden Terpene für die pharmazeutische Industrie interessant, ihre biologischen Funktionen sind allerdings bis heute leider nur lückenhaft erforscht. Während einige Wirkungen von Cannabinoiden mittlerweile wissenschaftlich erklärt wurden, besteht noch immer eine große Unklarheit über die Effekte der in *Cannabis* enthaltenen Terpene beim Menschen. Die überwiegende Mehrheit von Studien zur gesundheitlichen Wirkung von Terpenen wurde in Tier- und Zellkulturversuchen gemacht und sind natürlich nicht eins zu eins auf den menschlichen Organismus übertragbar. Obwohl sich nicht alle Terpene im Pflanzenreich positiv auf das Wohlergehen von Mensch und Tier auswirken und sie bei hoher Dosierung auch gesundheitsschädliche Wirkungen haben können, sind diese Stoffe in Lebensmitteln und auch in Hanf nach derzeitigem Stand in natürlich vorliegender Dosis und Komposition eher gesundheitsfördernd.

Unklar ist allerdings noch, welche Wirkungen bestimmte Terpene aus ätherischen Ölen im menschlichen Körper haben. Das erklärt, warum es nur recht wenige für den Verzehr geeignete reine ätherische Öle gibt. Sogenannte Würzessenzen aus Orange, Zitrone oder Pfeffer findet man bislang selten in deutschen Küchen, auch wenn sie bereits in diversen Ausführungen zum Aufpeppen von Speisen erhältlich sind. Hier genügt oft schon ein einziger Tropfen, um einem Gericht eine besondere aromatische Note zu verleihen – oder es eben ungenießbar zu machen.

Eine interessante Frage ist, ob in Zukunft wohl ein Markt für ätherische Öle aus echtem *Cannabis* entstehen wird und in welcher Form solche Produkte vermarktet werden. Erste Pilotversuche mit Parfüm und Kosmetik gibt es bereits, und die reinen ätherischen Öle aus Nutzhanfsorten duften wirklich betörend angenehm! Übrigens werden Terpene in ätherischen Ölen seit geraumer Zeit im Wellnessbereich und in Krankenhäusern aromatherapeutisch eingesetzt. Das zeugt von einem erfahrungsbasierten Wissen um deren wohltuende Wirkungen.

Doch wie genau wirken Terpene denn nun auf unsere körperliche und vielleicht auch mentale Gesundheit?

Die Eigenschaften ausgewählter Hanf-Terpene

Das Terpen Caryophyllen, das in ätherischem *Cannabis*-Öl und auch in ätherischem Öl aus schwarzem Pfeffer zu finden ist, kann sich erwiesenermaßen an den CB2-Rezeptor unseres körpereigenen Cannabinoid-Systems heften (siehe Seite 66). Die genaue Wirkung im Körper ist allerdings noch nicht geklärt.

Generell zeigten Studien, dass bestimmte Monoterpene die Tumorbildung verhindern oder das Fortschreiten des Krebswachstums in Zellkulturen und bei Ratten hemmen. Wobei hier nicht unerwähnt bleiben darf, dass die Menge an Terpenen, die erforderlich ist, um bei Ratten eine krebshemmende Wirkung zu erzielen, mit bis zu 10 Prozent der Tierernährung *übermäßig* hoch sind. In ähnlicher Weise können Cannabinoide die Tumorbildung in Forschungen an krebserkrankten Tieren hemmen. Untersuchungen wie diese könnten zu der Annahme geführt haben, dass THC-haltige Hanfextrakte mit ihrer Kombination aus Cannabinoiden und Terpenen krebshemmendende Eigenschaften hätten. Nach aktuellem Forschungsstand gibt es jedoch keine eindeutigen Beweise dafür, dass Terpene, die mit *Cannabis*-Produkten konsumiert werden, auch tatsächlich gegen Krebs wirken. Deutlich wurde in der beschriebenen Studie zumindest, dass ein Vollextrakt aus Hanfblüten verglichen mit reinem, terpenlosem THC-Isolat eine höhere Antitumoraktivität bei Tieren hatte.

Ich vermute, dass hier die Kombination von Cannabinoiden und unterschiedlichen Terpenen die entscheidende Rolle spielt, was ein weiterer Hinweis darauf wäre, wie potent der Entourage-Effekt ist (siehe unter „Info“ unten). Grundsätzlich nehmen Forscher an, dass die Terpene aus dem Hanf aufgrund ihrer Fähigkeit, die Durchlässigkeit der Blut-Hirn-Schranke zu erhöhen und mit Neurotransmitter-Rezeptoren zu interagieren, einige Wirkungen der Cannabinoide verbessern.

INFO

Cannabinoide und mehr ... – Gemeinsam sind sie stark!

Cannabinoide wie CBD können in Kombination mit Terpenen spezifischer und/oder effizienter wirken. Die große Nachfrage nach bestimmten CBD-Produkten, die mit ätherischen Ölen versetzt sind, und die Nachfrage nach CBD-Ölen mit einem intakten, so auch in der Pflanze vorkommenden Terpen-Profil deuten auf eine verbesserte Wirkung von natürlich duftenden CBD-Produkten hin.

Der Begriff „Entourage-Effekt“ (von französisch *entourage*, „Umgebung“ oder „Umkreis“) beschreibt dieses Phänomen: Er meint, dass sich mehrere Pflanzeninhaltsstoffe in ihren Eigenschaften ergänzen, ausgleichen oder sogar potenzieren, also eine synergetische Wirkung haben. (Mehr dazu siehe Seite 69 ff.)

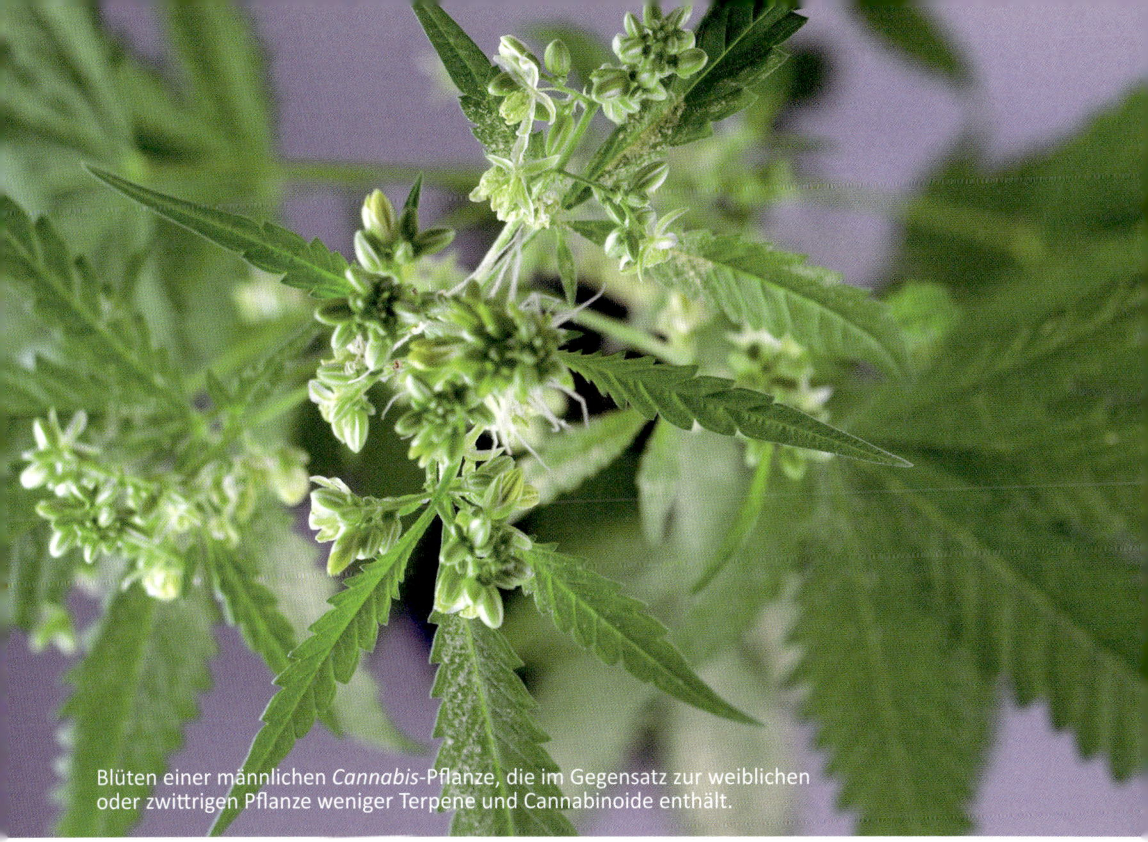

Blüten einer männlichen *Cannabis*-Pflanze, die im Gegensatz zur weiblichen oder zwittrigen Pflanze weniger Terpene und Cannabinoide enthält.

Eine Vergleichsstudie von CBD und Terpenen aus dem Jahr 2018 ergab, dass Terpene aus Nutzhanf (u. a. der Sorte *Felina*) antioxidative Eigenschaften besitzen. In allen drei Nutzhanfsorten, die hier untersucht wurden, wurden insgesamt knapp 50 verschiedene Terpene entdeckt. Die mengenmäßig prominentesten waren Myrcen, Caryophyllen, Humulen und Pinen, Ocimen und Terpinolen. Aus den drei Hanfsorten wurde je ein ätherisches Öl gewonnen und untersucht. Alle drei wirkten antioxidativ in Zellkultur- und in Tierversuchen mit Mäusen. Die Terpen-Komplexe haben sich, was ihre antioxidative Wirkung anbelangt, nicht nennenswert unterschieden, einen sortenspezifischen Vorteil schien es daher nicht zu geben. Allerdings hatte eine Sorte eine bessere schmerzstillende Wirkung als die anderen. Im direkten Vergleich wirkten die Terpen-Komplexe aber in jeder Hinsicht schwächer als reines CBD. Die Forscher kamen zu dem Schluss, dass die Terpenoide – im Gegensatz zu CBD, das eine verlängerte Unterdrückung des körpereigenen Abwehrsystems bewirkt und möglicherweise bei chronischen Entzündungen eingesetzt werden kann –, nur eine vorübergehende Immunsuppression zeigten. Sie sind daher wohl eher zur Linderung akuter Entzündungen geeignet.

Eine kleine Studie aus dem Jahr 2016 mit 42 Mitarbeitern einer Universität zeigt, dass Aromatherapie die Arbeitsleistung durch Ausgleich des autonomen Nervensystems verbessert. Die Probanden sollten hier eine Computeraufgabe lösen, während sie ätherische Öle (Hauptkomponenten: Linalylacetat, Linalool und Myrcen) durch einen Diffuser über die Umgebungsluft einatmeten. Ergebnis war eine verbesserte kognitive Leistungsfähigkeit mit den ätherischen Ölen, wobei Leistung über Geschwindigkeit gemessen wurde.

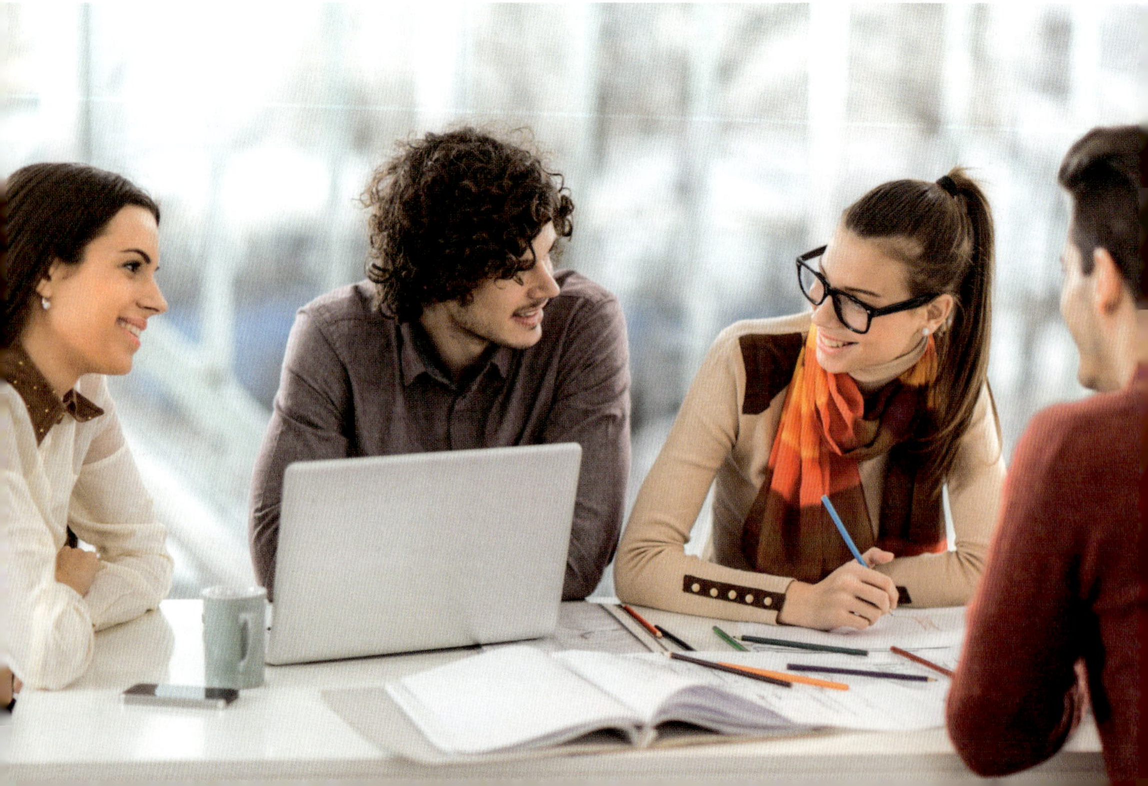

Einige der folgenden Ausführungen basieren auf Studien zu Terpenen, die nicht aus *Cannabis*-Pflanzen stammen. Sie stammen in den Forschungen aus Zitronen, Hopfen, schwarzem Pfeffer usw. Wie bereits erwähnt, spielt es letztendlich keine Rolle, woraus die Terpene isoliert werden, denn in Hanf sind dieselben Terpene enthalten wie in Zitronen, Hopfen, schwarzem Pfeffer und vielen weiteren Lebensmitteln. Die meisten Studien stammen aus dem vorklinischen Bereich, wurden also an Zellkulturen im Labor und mit Tieren gemacht, mit einigen wenigen kleinen Studien an Menschen.

Die im Folgenden vorgestellten Terpene sind in verschiedenen Hanfsorten häufig zu finden.

Limonen – Erfrischendes Zitrusaroma, das glücklich macht

Limonen ist das Terpenoid, das in der Natur am zweithäufigsten und dabei vor allem in Zitrusfrüchten vorkommt. Als D-Limonen mit orangenartigem Duft ist es auch in Kümmel, Dill und Koriander zu finden, als L-Limonen, das einen zitronigen Geruch hat, manchmal aber auch nach Terpentin riecht, auch z. B. in Edeltannennadeln und in Pfefferminze. Diese beiden Formen von Limonen sind, wenn auch in sehr unterschiedlichen Konzentrationen, in allen Hanfsorten nachweisbar.

Studien mit unterschiedlichen Methoden und verschieden dosierten Zitrusölen bei Mäusen legen nahe, dass es sich um wirksame angsthemmende und stimmungsaufhellende (anxiolytische) Mittel handelt, da sie die körpereigene Produktion der Glückshormone Serotonin und Dopamin erhöhen. Interessante Wirkungen ließen sich in einer klinischen Studie aus dem Jahr 1995 am Menschen nachweisen: Hier wurden depressive Patienten in Krankenhäusern dem Duft von Zitrusfrüchten über die Umgebungsluft ausgesetzt, wonach 9 von 12 Patienten eine Verbesserung in Richtung „Normalisierung“ auf der Hamilton-Depressions-Skala* erlebten und die Einnahme von Antidepressiva erfolgreich absetzen konnten. Des Weiteren zeigte allein der Duft von Limonen bei denselben Patienten eine immunstimulierende Wirkung, die im Blutserum nachweisbar war. Darüber hinaus kann dieses Monoterpen zum Absterben von Brustkrebszellen beitragen, bisher ist das allerdings nur an Zellkulturen in einer Petrischale nachgewiesen. Limonen zeigt außerdem antibakterielle Effekte, was es zur Verwendung als Lebensmittelzusatzstoff zur Verlängerung der Haltbarkeit prädestiniert. In Deutschland können Sie Limonen mittlerweile sogar in Form einer Demeter-Bio-zertifizierten Orangen-, Mandarinen- oder Zitronen-Essenz kaufen, die explizit zum Würzen gedacht ist.

Myrcen – Erdiges Kräuterbouquet, das beruhigt

Myrcen ist ein weiteres Monoterpenoid, das häufig in Hanf sowie in Hopfen, Nelken, Salbei, Mango und vielen anderen Pflanzen vorkommt. Es hat ein erdiges Aroma mit Kräuternote. Myrcen ist in Hanf meist als β-Myrcen enthalten.

Es lindert Entzündungen und blockiert die Entstehung von Krebs an Leberzellen in Zellkulturstudien. Myrcen ist auch ein anerkanntes Beruhigungsmittel; in Deutschland gibt es verschiedene Myrcen-haltige Hopfenpräparate, die als Schlafmittel eingesetzt werden. Darüber hinaus wirkt Myrcen bei Mäusen als Muskelrelaxans, also entspannend. All diese Daten stützen die Hypothese, dass dieses Terpen einen wesentlichen Beitrag zur beruhigenden Wirkung von *Cannabis* leistet. Erste Forschungsberichte über schmerzstil-

* Eine Skala zur Einschätzung des Schweregrads einer Depression

lende Wirkungen von Myrcen deuten auf dessen potenzielle Wirkung im Entourage-Effekt (siehe Seite 69 ff.) in Kombination mit Cannabinoiden wie THC, das klinisch erwiesen schmerzstillend bei vornehmlich neuropathischen (Nerven-)Schmerzen wirkt. Die schmerzstillende Wirkung von CBD wurde bislang noch nicht so eindeutig erwiesen wie die von THC. (Zur Wirkung von CBD gegen Schmerzen siehe Seite 93 ff.)

Pinene – Fichtennadelduft für freien Atem

Pinene sind die in der Natur am häufigsten vorkommenden Monoterpene, unterschieden werden α-Pinen, β-Pinen und δ-Pinen. Sie kommen als Hauptinhaltsstoffe der ätherischen Öle in griechischem Bergtee, in Salbei und unzähligen weiteren Pflanzen wie Nadelbäumen, Myrte, Dill, Fenchel, Koriander und Kümmel vor. δ-Pinen ist auch in Rosmarin zu finden.

Pinene wirken entzündungshemmend, darüber hinaus in niedriger Dosis als Broncholytikum*, das zur Behandlung von Lungenerkrankungen eingesetzt wird. Sowohl griechischer Bergtee als auch Salbei wirken hervorragend gegen multiresistente Keime. Bei Pinen scheint es sich um eine Art „Breitbandantibiotikum“ zu handeln. Reines Cannabidiol und Cannabigerol hemmen multiresistente Keime wie MRSA (Methicillin-resistenter *Staphylococcus aureus*) deutlich. Die Fähigkeit von Monoterpenen, die Durchlässigkeit unserer Haut und damit den Eintritt anderer Wirkstoffe aus Heilpflanzen zu verbessern, kann den antibiotischen Nutzen weiter verbessern. Interessant ist auch, dass α-Pinen als Acetylcholinesterase-Hemmer aktiv ist und somit das Gedächtnis und das Lernen unterstützt.

* Arzneimittel, das den Tonus der Bronchialmuskulatur senkt und damit eine Weitung der Bronchien bewirkt

In einer Studie über Terpene aus Nutzhanf, die im Juni 2019 veröffentlicht wurde, fand man insgesamt 71 verschiedene Terpene, wobei α- und β-Pinen, β-Myrcen sowie β-Caryophyllen die Hauptkomponenten in allen analysierten ätherischen Hanfölen waren. Hier wurde die antibakterielle Aktivität dieser ätherischen Öle gegen einige krankheitserregende und Verderbnis fördernde Mikroorganismen bewiesen. Die Ergebnisse zeigten eine gute antibakterielle Aktivität von sechs ätherischen Hanfölen gegen (ausschließlich grampositive*) Bakterien, was darauf hindeutet, dass ätherisches Hanföl die bakterielle Vermehrung hemmen oder sogar verringern kann. Insbesondere wurde in dieser Studie eine gute antibiotische Aktivität von CBD selbst und den Monoterpenen α-Pinen, β-Pinen und β-Myrcen im Vergleich mit gängigen Antibiotika gegenüber Listeria-, *Staphylococcus*- und *Enterococcus*-Stämmen festgestellt. Sowohl CBD als auch ätherische Öle aus Hanf können also einen wertvollen Beitrag zur Verringerung der Lebensmittelkontamination durch Mikroorganismen leisten. Ein durchaus aktuelles Thema, wenn man bedenkt, dass in Deutschland insbesondere seit 2019 immer mehr Fälle von Lebensmittelverunreinigung überwiegend durch Bakterien ans Licht kommen.

Linalool – Blumig-holziger Geruch gegen Ängstlichkeit

Linalool ist ein für Lavendel typisches Monoterpen, kommt aber auch in diversen Gewürzpflanzen wie Thymian, Basilikum und Oregano vor.

Die angstlösende Aktivität von Linalool wurde ausführlich an Tieren nachgewiesen. Bei Mäusen wirkte sich Linalool durch Inhalation auch sedierend

*Grampositive Bakterien färben sich blau, wenn die Gram-Färbemethode angewandt wird. Andere Bakterien färben sich rot. Sie werden „gramnegativ" genannt. Die unterschiedliche Färbung der Bakterien kommt dadurch zustande, dass ihre Zellwände unterschiedlich aufgebaut sind. Die Bakterien verursachen außerdem verschiedene Arten von Infektionen, und es sind andere Arten von Antibiotika, die gegen sie wirksam sind.

auf deren körperliche Aktivität aus, sie wurden also träge. In der traditionellen Aromatherapie nimmt man an, dass Linalool die Substanz in ätherischem Lavendelöl ist, die aktiv Hautverbrennungen bessert und vor Narbenbildung schützt. Linalool erwies sich auch als wirksames Mittel gegen Parasiten (insbesondere gegen die intrazellulären Parasiten der Gattung *Leishmania*[*]).

Caryophyllen – Holzige Würze, die entzündungshemmend wirkt

Caryophyllen ist das am häufigsten in Hanf vorkommende Sesquiterpenoid und demnach in vielen Fällen auch das in *Cannabis*-Extrakten mengenmäßig überwiegende, insbesondere wenn diese decarboxyliert, also unter Hitzeeinwirkung verarbeitet wurden, und andere Terpene dadurch verloren gegangen sind. Caryophyllen kommt außerdem in schwarzem Pfeffer, in Nelken, Basilikum, Copaiba-Balsam (*Copaifera officinalis*)[**] u. v. m. vor. Dieses Terpenoid zeigte in Studien mit Zellkulturen eine entzündungshemmende Wirkung. Die bisher vielleicht größte Entdeckung in Bezug auf diesen Stoff ist dessen selektive Bindung an den CB2-Rezeptor. Caryophyllen gilt als erstes Phytocannabinoid, das auch außerhalb der *Cannabis*-Gattung zu finden ist! (Möglicherweise werden in weiteren Studien noch mehr auch in anderen Pflanzen vorkommende Cannabinoide gefunden.) Weitere Untersuchungen haben gezeigt, dass Caryophyllen bei Mäusen bereits bei einer oralen Dosis von 5 Milligramm pro Kilogramm Körpergewicht entzündungshemmend und schmerzstillend wirkt. Es scheint daher ein vielver-

[*] Diese protozoischen Parasiten rufen eine weltweit bei Mensch und Tier vorkommende Infektionserkrankung hervor. (Nach: *Wikipedia*)

[**] Copaiba-Balsam ist eine saftähnliche Substanz, die aus den Stümpfen von Bäumen der *Copaifera*-Spezies gewonnen wird. Der Balsam wird verarbeitet, um daraus Öl herzustellen. Sowohl Balsam als auch Öl werden zur Herstellung von Arzneimitteln verwendet.

sprechendes Therapeutikum zu sein, egal ob eingenommen oder auf der Haut angewendet. Weiterhin gehen Forscher davon aus, dass Caryophyllen schmerzlindernd wirkt und das Krebswachstum hemmt.

Terpene: Eigenschaften und synergetische Wirkungen mit bestimmten Cannabinoiden

Terpen	Kommt häufig vor in	Eigenschaften	Synergie mit Cannabinoid
Limonen	Hanf, Koriander, Kümmel, Zitronen 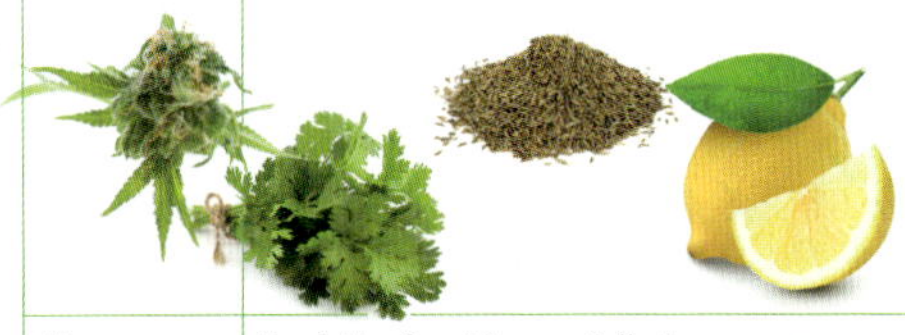		
		angstlösend	CBD
		antifungal	CBG
		immunstärkend (potenziell)	CBD
		krebshemmend (potenziell)	CBD, CBG*
Myrcen	Hanf, Hopfen, Mango, Salbei 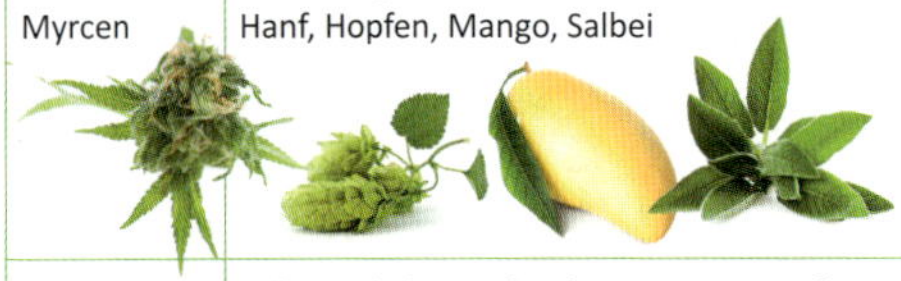	entzündungshemmend	CBD
		schmerzlindernd	CBD, THC
		schützt die Leber	CBD, CBG
Pinen	Dill, Fenchel, Griechischer Bergtee, Hanf 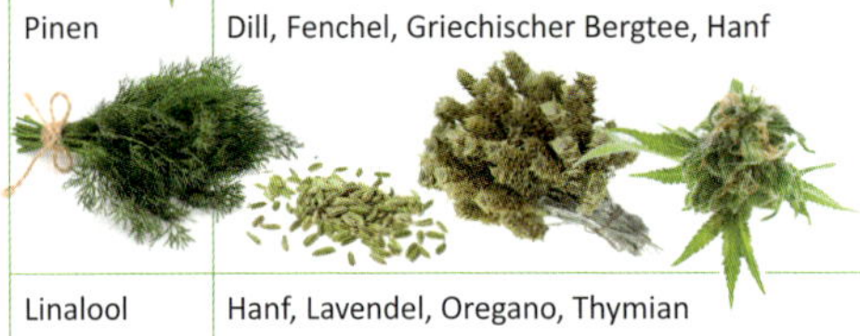	entzündungshemmend	CBD
		unterstützt das Gedächtnis	CBD
Linalool	Hanf, Lavendel, Oregano, Thymian 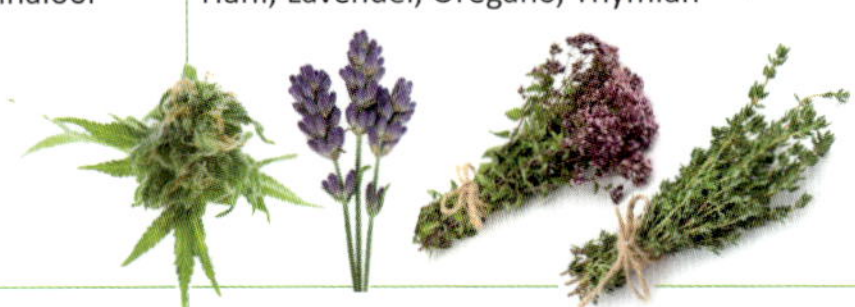	angstlösend	CBD
		antiparasitär	ungewiss
		krampflindernd	CBD, CBDV**, THCV***
		schmerzlindernd	CBD
Caryophyllen	Basilikum, Hanf, Nelken, schwarzer Pfeffer 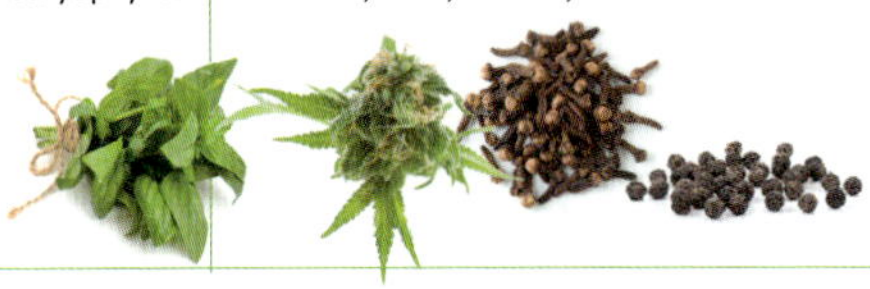	entzündungshemmend	CBD
		hilfreich bei der Suchtentwöhnung (potenziell)	CBD
		schmerzlindernd	CBD

*Cannabigerol; **Cannabidivarin; ***Tetrahydrocannabivarin

Hanf-Flavonoide - Farben, die kurieren

Flavonoide sind – mit bisher etwa 5000 entdeckten unterschiedlichen Naturstoffen – die größte Gruppe der sekundären Pflanzenstoffe. Zu ihnen gehört auch ein Großteil der Blütenfarbstoffe. Sie kommen in zahlreichen essbaren und nicht essbaren Pflanzen vor und haben eine Vielzahl von lebensfördernden Funktionen für Pflanze und Menschen. Ähnlich wie das Chlorophyll sind einige Flavonoide Pflanzenfarbstoffe, die auch für die Farbgebung unterschiedlicher *Cannabis*-Sorten verantwortlich sind. Es können **gelbe, bläuliche und violette Pigmente** sein. Manche Flavonoide kommen erst bei Wetterveränderungen zur Geltung, wie das etwa bei der Hanfsorte *Purple Haze* (einer Sorte, die im medizinischen Kontext Verwendung findet) der Fall ist, die bei Kälteeinfluss ihre Blätter und Blüten violett verfärbt. Flavonoide schützen die Pflanze sowohl vor Angriffen als auch vor zu starker Sonneneinstrahlung und vor schädlichen Insekten, Bakterien und Pilzen.

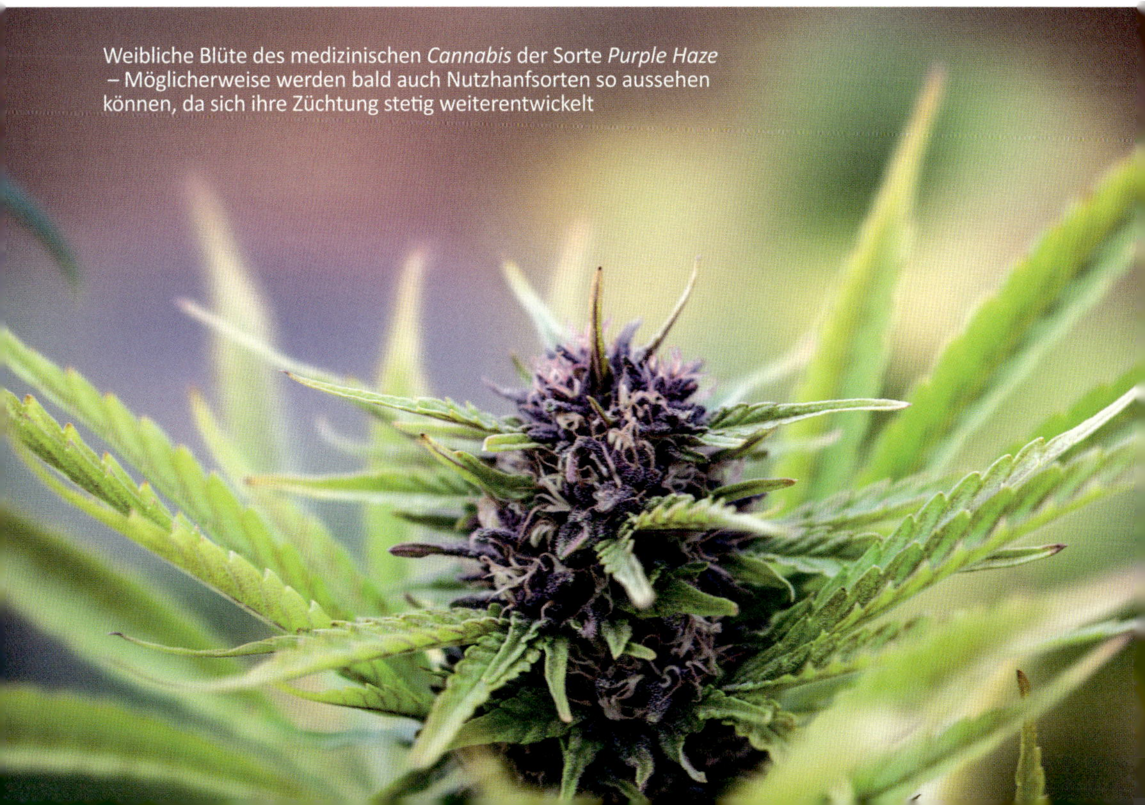

Weibliche Blüte des medizinischen *Cannabis* der Sorte *Purple Haze* – Möglicherweise werden bald auch Nutzhanfsorten so aussehen können, da sich ihre Züchtung stetig weiterentwickelt

In *Cannabis* liegen verschiedene Arten von Flavonoiden vor. Bislang gefunden wurden Apigenin, Cannflavin A bis C, Kaempferol, Luteolin, Orientin, Quercetin, Isovitexin und Vitexin. Ich werde hier auf einige wenige ausgewählte Flavonoide, die mengenmäßig am häufigsten in Hanf zu finden sind, näher eingehen. Die Mengenverteilung der benannten Flavonoide variiert in der Hanfpflanze je nach Sorte und Pflanzenteil (Blüte, Blätter, Stängel, Wurzel, Samen). Der Gesamtgehalt an Flavonoiden in Hanfblättern und -blüten kann 2,5 Prozent des Trockengewichts ausmachen, während in Samen und Wurzeln fast keine zu finden sind. Die meisten in Hanf vorkommenden Flavonoide sind wasserlöslich. Somit kann beispielsweise ein Tee aus Nutzhanfblättern einen gewissen Anteil an Flavonoiden enthalten.

Die Eigenschaften ausgesuchter Hanf-Flavonoide

Viele der gesundheitsförderlichen Eigenschaften von Flavonoiden beim Menschen sind bereits wissenschaftlich erwiesen. Demnach besteht ein enger Zusammenhang zwischen dem Verzehr von Flavonoiden und der Verringerung des Risikos entzündungsbedingter Erkrankungen. Es ist allgemein bekannt, dass Flavonoide aufgrund ihrer starken entzündungshemmenden und ihrer antioxidativen Eigenschaften gesundheitsfördernd wirken. Und chronische Entzündungen stehen in direktem Zusammenhang mit vielen Erkrankungen, einschließlich Krebs, Allergien, Arthritis, Diabetes, Herz-Kreislauf-Erkrankungen ... Daher wurde Flavonoiden als neuartige Therapiestrategie gegen Entzündungen viel Aufmerksamkeit geschenkt. Laut Ergebnissen eines Ernährungsberichts des deutschen Professors Bernhard Watzl vom Institut für Physiologie und Biochemie der Ernährung in

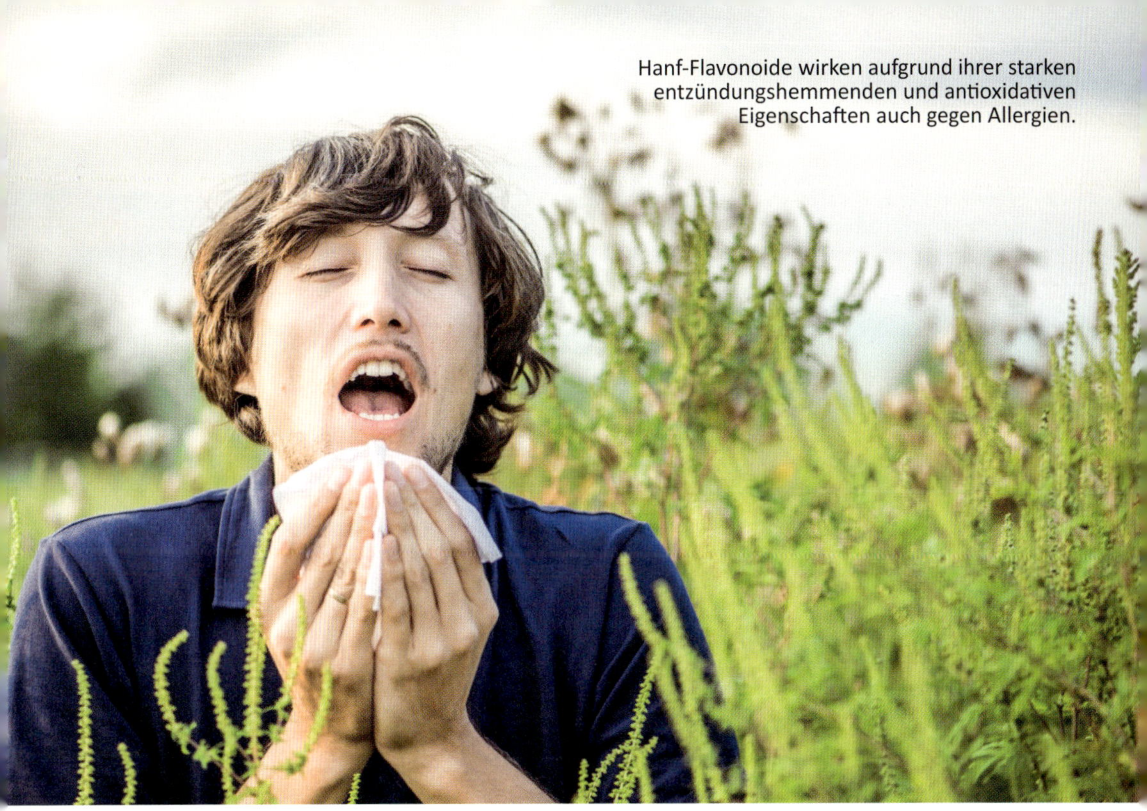

Hanf-Flavonoide wirken aufgrund ihrer starken entzündungshemmenden und antioxidativen Eigenschaften auch gegen Allergien.

Karlsruhe aus dem Jahr 2012 werden über die Nahrung zugeführte Flavonoide auch mit einer Risikosenkung für Herz-Kreislauf-Erkrankungen in Verbindung gebracht.*

Quercetin – Ein gelber Naturfarbstoff

Quercetin kommt außer in Hanf auch in großen Mengen in alten Apfelsorten wie Berlepsch, Boskoop und Idared. Es ist dem OPC (Oligomeren Proanthocyanidin) aus Traubenkernen und dem EGCG (Epigallocatechingallat) aus grünem Tee recht ähnlich und konnte wie seine beiden Verwandten in Zellkultur-, Tierversuchen und in Studien mit Menschen antioxidative Wirksamkeit zei-

* Bernhard Watzl: „Einfluss sekundärer Pflanzenstoffe auf die Gesundheit“, in Deutsche Gesellschaft für Ernährung (Hrsg.): *12. Ernährungsbericht* 2012, Bonn, 2012, Seite 355–374

gen. Neben der direkten antioxidativen Wirkung sind diese sekundären Pflanzenstoffe auch in der Lage, antioxidativ wirksame körpereigene Enzyme positiv zu beeinflussen. So wird beispielsweise die u. a. in roten Blutkörperchen vorkommende Superoxiddismutase (kurz SOD), die gegen freie Radikale wirksam ist, durch Quercetin vermehrt gebildet und ausgeschüttet. Viele Studien deuten darauf hin, dass hochwirksame Antioxidantien wie Quercetin vor Herz-Kreislauf-Erkrankungen schützen. Dieses Flavonoid kann möglicherweise auch Synergien mit Cannabinoiden eingehen und so verstärken sich die entzündungshemmenden Wirkungen. Eine kürzlich durchgeführte Studie legt nahe, dass Quercetin aufgrund seiner antientzündlichen Eigenschaften therapeutisch bei der Behandlung von Fibromyalgie eingesetzt werden könnte. Wie gezeigt wurde, hat *Cannabis* therapeutische Wirkungen bei der Behandlung von Fibromyalgie, was ein Zusammenspiel zwischen Quercetin und Cannabinoiden belegen könnte.

Kaempferol – Eines der am häufigsten vorkommenden Flavonoide

Dieses Flavonoid ist ebenfalls von gelblicher Farbe und kommt auch in verschiedensten Lebensmitteln wie Kapern, Grünkohl und Bohnen und in Gewürzen wie Safran, Ingwer und Dill vor. Zahlreiche wissenschaftliche Berichte zeigen, dass Kaempferol bei verschiedenen entzündungsbedingten Erkrankungen positiv wirkt. Die meisten Untersuchungen wurden jedoch in Dosierungen durchgeführt, die weit über die orale Bioverfügbarkeit von Kaempferol hinausgehen. Daher scheint es sehr schwierig zu sein, eine endgültige Schlussfolgerung über die wirksamste Kaempferol-Dosis als entzündungshemmendes Arzneimittel zu ziehen. Dieses Flavonoid hat außerdem in Versuchen mit Mäusen antidepressive Eigenschaften gezeigt.

Apigenin – Schenkt hellgelbe Farbe

Apigenin kommt auch reichlich in Petersilie, Sellerie und Kamille vor und ist bereits gut untersucht. Eine hochwertige Metaanalyse* mit einer enthaltenen Übersicht mehrerer Studien an Menschen kommt zu dem Schluss, dass eine hohe Aufnahme von Flavonoiden (insbesondere von Quercetin und Apigenin) über die Ernährung das Risiko für Darmkrebs verringern kann. Außerdem ist kürzlich klar geworden, dass Apigenin bei Ratten auf bestimmte Rezeptoren und damit angstlösend und beruhigend wirkt.

Cannflavine – Kommen nur in Hanf vor!

Diese allein in Hanf vorkommenden Flavonoide sind chemisch gesehen *nicht* mit THC und anderen Cannabinoiden verwandt, auch wenn deren Name das nahelegen mag. Da die Cannflavine A und B in Zellkulturen (also in Zellen im Laborglas) die Produktion von bestimmten Prostaglandinen** hemmen, werden sie weiterhin auf ihre potenzielle Verwendung als entzündungshemmende Mittel hin untersucht. Es bedarf hier allerdings noch einiger weiterer Forschungen, will man klare Aussagen treffen.

Und last but not least: Luteolin und Orientin

Sowohl **Luteolin** (auch in Petersilie, Karotten und Orangen enthalten) als auch **Orientin** (kommt in Hirse, Buchweizen und dem Superfood Açaí vor) haben in Zellkulturstudien antioxidative, entzündungshemmende und antibiotische Eigenschaften gezeigt. Erste Studien ergaben außerdem das

* Darin werden Ergebnisse früherer Forschungsarbeiten quantitativ bzw. statistisch zusammengefasst und präsentiert.

** Wirken im menschlichen Organismus als Gewebshormone und kommen mit verschiedener Struktur und Funktion überall im Körper vor

krebshemmende Potenzial von Orientin. Tierstudien zeigen, dass beide Flavonoide, die auch im Roibuschtee enthalten sind, die Mineralisierung von Knochenzellen positiv beeinflussen können.

Die synergetische Wirkung von Cannabinoiden *und* sekundären Pflanzenstoffen (Entourage-Effekt, siehe Seite 69 ff.), die die einzelnen positiven Eigenschaften vervielfacht, ist mehr als wahrscheinlich. Insbesondere könnte die entzündungshemmende Wirkung von *Cannabis* stark durch eine solche Synergie positiv beeinflusst werden, da die vier Gruppen – Terpene, Flavonoide, Chlorophyll und Cannabinoide – ähnliche entzündungshemmende Wirkmechanismen aufweisen. **Ein CBD-Produkt sollte also möglichst natürlich extrahiert werden, damit so viele sekundäre Pflanzenstoffe wie möglich erhalten bleiben. Achten Sie außerdem stets auf eine gesunde ausgewogene Ernährung, um die positiven Effekte Ihres CBD-Produkts weiter zu unterstützen.**

Chlorophyll - Die heilenden Kräfte des grünen Blattfarbstoffs

Chlorophyll (Blattgrün) ist der Stoff, der Pflanzen und Algen ihre grüne Farbe schenkt. Je dunkler das Grün des Blatts einer Pflanze, desto mehr grüner Blattfarbstoff ist enthalten und desto länger war es dem Sonnenlicht ausgesetzt. Pflanzen nutzen vor allem Chlorophyll, um die Lichtenergie der Sonne zu absorbieren und dann in gut speicherbare chemische Energie umzuwandeln, indem sie aus energiearmen anorganischen Stoffen (Kohlenstoffdioxid und Wasser) energiereiche organische Verbindungen (primär Kohlenhydrate) machen. Als Abfallprodukt entsteht bei diesem Prozess, der „Fotosynthese“ genannt wird, Sauerstoff.

Darüber hinaus besitzt das Blattgrün entzündungshemmende und antioxidative Eigenschaften, unterstützt die Entgiftung des Körpers, reguliert den Blutzuckerspiegel und hat krebshemmendes Potenzial, wie an Zellkulturen und in Tierstudien gezeigt werden konnte.

„Das Umweltgift Dioxin, von dem wir täglich geringe Mengen mit der Atemluft aufnehmen, entsteht bei jeder Art von Verbrennung. Es reichert sich natürlich auch in tierischem Gewebe an und wir nehmen es dann über (tierische) Lebensmittel zu uns. Der Verzehr von chlorophyll- und ballaststoffreichen Lebensmitteln wie Chlorella, grünem Blattgemüse, grünen Smoothies, Matcha (Grünteepulver) und Meeresalgen scheint gegen durch Dioxin verursachte gesundheitliche Störungen zu wirken, denn das enthaltene Chlorophyll bindet Dioxin im Verdauungstrakt und senkt so die Menge der Dioxin-Absorption im Darm. Solche Lebensmittel fördern also die Ausscheidung des Gifts und wirken generell entgiftend."*

INFO

Das bringt die beste Wirkung: Nutzhanfprodukte einnehmen

Das Chlorophyll in CBD-Vollspektrum-Olen, die man über die Mundschleimhaut und den Verdauungstrakt zu sich nimmt, ist in der Lage, Dioxin zu binden und den Körper zu entgiften, während man seinen Körper durch das Rauchen von CBD-haltigen Nutzhanfblüten durch das bei der Verbrennung entstehende Dioxin vergiftet!

Das Rauchen von Nutzhanfblüten ist außerdem nachteilig, weil inhalierter Rauch eine bedeutende Menge schädlicher Oxidationsprozesse in unserem Körper hervorbringt.

* Milan Hartmann: *Fitness für die Zellen*, Seite 71

Die Fülle der in Nutzhanf vorkommenden gesundheitsfördernden antioxidativ wirkenden Inhaltsstoffe entfaltet allein durch den Verzehr von Nutzhanfprodukten ihre Wirkung.

Allerdings enthalten nicht alle CBD-Extrakte und -Öle Blattgrün. Je nachdem, wie stark ein CBD-Extrakt (unter Hitzeeinwirkung) verarbeitet und aufgereinigt wird, enthält es mehr oder weniger ... bis gar kein Chlorophyll: Ein Vollspektrum-Extrakt mit einer dunkelgrünen Farbe ist reich an diesem Blattfarbstoff. Ein goldener CBD-Extrakt dagegen enthält sehr wenig und ein CBD-Isolat gar kein Chlorophyll. Auch lange Lagerzeiten der Nutzhanfblätter und grünen -blüten und mangelnder Schutz vor Licht können zum Abbau von Blattgrün führen. Der Chlorophyll-Gehalt des Ausgangsmaterials der CBD-Extraktion kann demnach bereits deutlich schwanken.

INFO

Erstaunliche Fakten über den weiteren Nutzen der Hanfpflanze

Wenn auf einer Fläche, die so groß ist wie ein Fußballfeld, Nutzhanf angebaut wird, produzieren diese Pflanzen in kürzerer Zeit mehr Sauerstoff, als wenn dieselbe Fläche aufgeforstet, also mit Bäumen bewirtschaftet wird. Hanf erzeugt also in kürzerer Zeit deutlich mehr Sauerstoff als Wald. Hanf lässt sich außerdem gänzlich ohne Pflanzenschutzmittel (Pestizide, Fungizide etc.) anbauen, was ihn zu einem ökologisch nachhaltigen und umweltfreundlichen Agrarprodukt macht. Übrigens kann man aus Nutzhanf nicht nur Cannabinoide wie CBD und CBG, sondern auch Hanfsamen und daraus Hanföl als Lebensmittel sowie langlebige Fasern für Textilien und Werkstoffe gewinnen.

3

Das Cannabinoid-System in unserem Körper

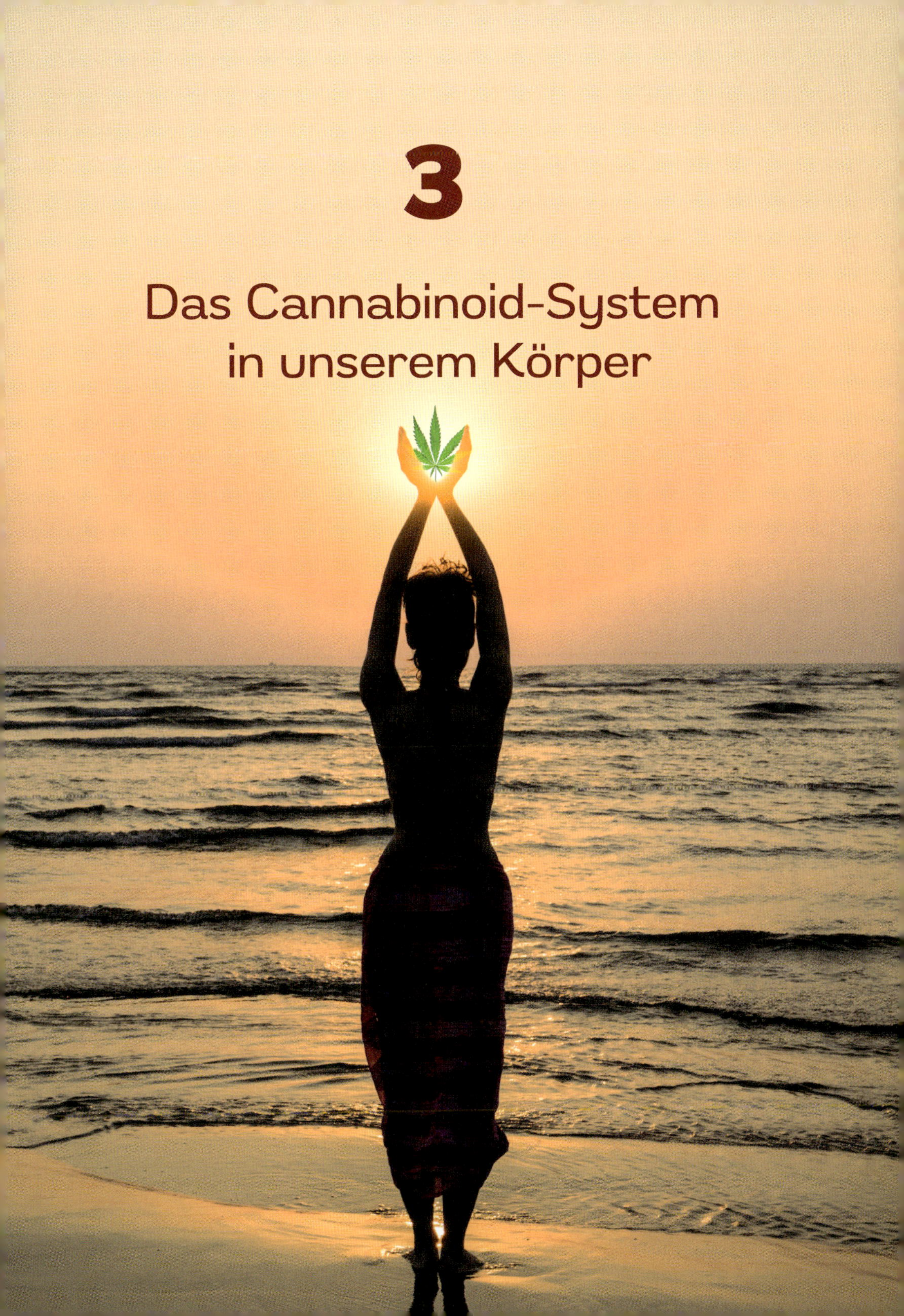

Das Nervensystem durchzieht den gesamten menschlichen Körper, und das *Endocannabinoid-System* (das körpereigene Cannabinoid-System) ist ein Teil davon. „Endogen" ist dieses System deshalb, weil die Prozesse *im* Körper stattfinden und nicht von äußeren Einflüssen abhängig sind. Diese Abläufe können allerdings durch exogene, also von außen zugeführte Cannabinoide beeinflusst werden. In unserem Organismus gibt es zahllose Rezeptoren und vom Körper produzierte Substanzen, die diese Bindungsstellen aktivieren oder hemmen können. Zu Beginn der Forschung, die sich mit der Wirkung von *Cannabis* auf den menschlichen Körper beschäftigt, war man davon ausgegangen, dass Cannabinoide wie THC nicht über spezielle Rezeptoren auf unsere Zellmembranen wirken, sondern diese eher ähnlich wie Alkohol schädigen. Erst Ende der 1980er-Jahre konnte eine Arbeitsgruppe nachweisen, dass es solche spezifischen Bindungsstellen für Cannabinoide gibt. Aus dieser Erkenntnis entsprang die Namensgebung: „Cannabinoid-Rezeptoren".

Mit der Entdeckung dieser Rezeptoren wurde klar, dass es auch körpereigene Substanzen – die Endocannabinoide – geben muss, die diese Rezeptoren beeinflussen. Die Forscher entdeckten, dass unser Gehirn eigene Cannabinoide produziert: Anandamid war das erste Endocannabinoid, das im Jahr 1992 nachgewiesen wurde, 1995 kam dann das zweite dazu ... und heute sind ungefähr 200 Endocannabinoide oder den Endocannabinoiden sehr ähnliche Substanzen bekannt. Die beiden wichtigsten sind Anandamid und 2-Arachidonylglycerol (2-AC), die an den Cannabinoid-Rezeptoren wirken.

Körpereigene oder von außen zugeführte Cannabinoide aktivieren also die Cannabinoid-Rezeptoren. Cannabinoide sind demnach biochemische Botenstoffe, die an der Signalleitung beteiligt sind. Die beiden bekannten

Rezeptoren – Cannabinoid-Rezeptor 1 und 2, kurz CB1 und CB2 – modulieren und beeinflussen, wenn Cannabinoide sich an sie heften, verschiedene Signalprozesse im Zellinneren. CB1 findet sich überwiegend in Nervenzellen im Gehirn, kommt aber auch in vielen weiteren Organen und Geweben vor. CB2 kommt im Gehirn, auf Zellen des Immunsystems und auf Zellen vor, die am Knochenaufbau und -abbau beteiligt sind. Darüber hinaus wird noch ein weiterer, der CB3-Rezeptor diskutiert. Seit der Entdeckung dieses komplexen endogenen Cannabinoid-Rezeptorsystems gilt es als erwiesen, dass Cannabinoide zahlreiche physiologische Wirkungen haben.

Das komplexe Endocannabinoid-System beeinflusst u. a. unsere Gehirnleistung, unsere Fortpflanzungs-, Immun- und Magen-Darm-Funktionen. Besonders interessant finde ich in diesem Zusammenhang, dass Endocannabinoide unser Gehirn vor Schäden bewahren, indem sie Gehirnzellen schützen und wieder instand setzen – und dass sie das Gehirn bei Reizüberflutung und Stress auch regulieren können.

Reine Nervensache: Der Cannabinoid-Rezeptor 1 (CB1)

CB1-Rezeptoren finden sich vor allem im Gehirn in den Basalganglien*, die eine Rolle bei der Koordination von Bewegungen spielen. Sie werden bis heute nur ansatzweise in ihrer hochkomplexen Funktion verstanden. Klar ist, dass sie wichtige Teilfunktionen im Rahmen von motorischen und kognitiven Regelungen übernehmen. Sie sind mitunter zuständig für unsere Sponta-

* Die *Nuclei basales* fassen mehrere Kerne bzw. Kerngebiete des Endhirns zusammen, die unterhalb der Großhirnrinde liegen. (Nach: *Wikipedia*)

neität, Affekte, Initiative, Willenskraft, den Antrieb, schrittweises Planen und vorwegnehmendes Denken. CB1-Rezeptoren finden sich im Gehirn überwiegend im *Hippocampus*, der eine zentrale Schaltstation des limbischen Systems darstellt und wichtig für die Umwandlung kurzzeitiger Informationen in langzeitige Gedächtnisinhalte und für die räumliche Orientierung ist.

Vermutlich könnten endogene und exogene Cannabinoide bei der Bekämpfung von posttraumatischen Belastungsstörungen (kurz PTBS; oder englisch: *posttraumatic stress disorder*, PTSD), Angststörungen und Depressionen, von Bedeutung sein. Ein therapeutisches Ziel zur Linderung von PTBS-Symptomen ist es, negative Erinnerung zu löschen oder diese besser verarbeiten zu können. Bekannte Fallbeispiele zur Linderung von PTBS-Symptomen gibt es aus den USA bei Kriegsveteranen.* Neuste vorklinische Studien legen ebenfalls nahe, dass Cannabinoide bei PTBS lindernd wirken können, insbesondere zur Besserung von Albträumen und zur Verbesserung der Schlafqualität beitragen können. Es bedarf aber noch weiterer Forschung, um sichere Aussagen treffen zu können und Klarheit zu bekommen, welche Cannabinoide zur Linderung am sinnvollsten eingesetzt sind.

Wenige CB1-Rezeptoren hingegen finden sich im Hirnstamm, der überlebenswichtige Funktionen wie Atmung, Kreislauf und u. a. auch den Blutdruck und die Reflexe steuert. Man geht derzeit mehrheitlich davon aus, dass es bei gesunden Menschen keine Todesfälle durch eine Überdosierung von *Cannabis* geben kann, weil die Funktionen des Hirnstamms selbst durch eine extreme Überdosierung nicht erheblich beeinträchtigt werden können. Allerdings sollen angeblich doch einige wenige Todesfälle durch

* Entsprechende Erfahrungsberichte finden Sie über Ihre Suchmaschine im Internet.

hohe Dosierungen von THC vorgekommen sein. Das Risiko scheint hier allerdings eher hoch dosiertes THC-Isolat, also THC in Reinform – und **eben nicht CBD!** – darzustellen. (Mehr dazu im Rahmen einer detaillierten Darstellung zur besten Darreichungsform und Dosierung von Cannabinoiden wie CBD siehe Seite 132 ff.)

In geringer Zahl sind CB1-Rezeptoren auch in weiteren Organen und Geweben, wie den endokrinen Drüsen, Speicheldrüsen, Leukozyten, im Herzen, in Milz, Pankreas, Lunge, in der Haut, in Knochen, Reproduktionsorganen, ableitenden Harnwegen und dem Magen-Darm-Trakt vorhanden.

Dr. med. Franjo Grotenhermen, der wohl renommierteste deutsche Mediziner und Wissenschaftler, der sich seit geraumer Zeit intensiv dem Thema „*Cannabis* als Medizin" widmet, schreibt, dass durch die Aktivierung von CB1-Rezeptoren eine Überaktivität aller anderen Neurotransmitter gehemmt werde. Das Endocannabinoid-System übe auf diese Weise vielfältige Schutzfunktionen vor Übererregungen von Neuronen aus. Das erkläre das breite therapeutische Wirkungsspektrum von THC bzw. *Cannabis*. Wenn THC sich an CB1-Rezeptoren binde, werde zu viel Aktivität in Schmerzregelkreisen des Gehirns, beispielsweise im periaquäduktalen Grau, gehemmt und Schmerzen würden gelindert.

Wenn im Brechzentrum der *Formatio reticularis** und in anderen Regionen, die für Übelkeit und Erbrechen verantwortlich sind, eine zu hohe Aktivität an Neurotransmittern auftrete, dann könne eine Aktivierung des CB1-Rezeptors diese erhöhte emetische** Aktivität reduzieren. Durch ähn-

* Die Retikulärformation bezeichnet ein ausgedehntes, diffuses Neuronennetzwerk im Hirnstamm, das vom verlängerten Mark bis zum Zwischenhirn reicht. (Nach: *Wikipedia*)

** Brechreiz erregende

liche Mechanismen würden ein erhöhter Muskeltonus, eine verstärkte Krampfneigung, Angststörungen, Zwangsstörungen, ein Spasmus der Bronchien und weitere Krankheitssymptome gehindert.*

Schutzwall gegen Angriffe von außen: Der Cannabinoid-Rezeptor 2 (CB2)

CB2-Rezeptoren finden sich überwiegend in den Zellen des Immunsystems, etwa in weißen Blutkörperchen, Makrophagen und blutbildenden Zellen, und im gesamten Gehirn auf verschiedenen Zellen, sowie in Zellen, die am Knochenaufbau (Osteoblasten) und am Knochenabbau (Osteoklasten) beteiligt sind. Auch bei der Entstehung und Modulation von Entzündungsprozessen, besonders im Magen-Darm-Trakt, sind CB2-Rezeptoren von Bedeutung. Wir besitzen ein hoch entwickeltes Immunsystem, das uns vor potenziell schädlichen äußeren Einflüssen schützt und darauf abzielt, Schaden zu verhindern, abzuschwächen und bereits bestehende Beschädigungen zu reparieren. Unser Endocannabinoid-System stellt über seine CB2-Rezeptoren einen Teil dieses schützenden Immunmechanismus dar.

FAZIT

In unserem Körper werden permanent Endocannabinoide produziert. Wie bereits erwähnt, sind Anandamid und 2-Arachidonylglycerol (2-AC) die wichtigsten der etwa 200 Anandamid-ähnlichen Substanzen, die im Gehirn entdeckt wurden.

---

* Franjo Grotenhermen: „Endogene Cannabinoide und das Endocannabinoidsystem", in Maximilian von Heyden, Henrik Junga, Tomislav Majić (Hrsg.): *Handbuch Psychoaktive Substanzen*, Springer Verlag, November 2017, Seite 413

Zusammenfassend lässt sich zu den körpereigenen Cannabinoiden sagen, dass sie im zentralen Nervensystem und in verschiedenen Organen und Geweben eine Vielzahl wichtiger physiologischer Funktionen ausüben.

INFO

Kakao: Cannabinoid-ähnliche Stoffe für Zufriedenheit und Begeisterungsfähigkeit

Kakaopulver und Schokolade enthalten übrigens drei ungesättigte Fette (N-Acylethanolamine), die mit Anandamid verwandt sind und entweder direkt (durch Aktivierung von Cannabinoid-Rezeptoren) oder indirekt (durch Erhöhung des Anandamid-Spiegels) als Cannabinoid-Nachahmer wirken können. Die Euphorie und Befriedigung, die mit dem Konsum von Schokolade einhergeht, ist also womöglich u. a. auf den Gehalt an Cannabinoid-ähnlichen Substanzen zurückzuführen.

FAZIT

Unser Körper produziert also eigene Cannabinoide und es gibt in unserem Organismus spezielle, hierzu passende Rezeptoren – die das Endocannabinoid-System ausmachen. Spezielle Proteine sind für die Biosynthese und den Abbau von Endocannabinoiden verantwortlich. Das komplexe Endocannabinoid-System übt in unserem zentralen Nervensystem und in vielen Organen zahlreiche wichtige biologische Funktionen aus. So ist es u. a. beteiligt an:

- *der Wahrnehmung von Schmerzzuständen,*
- *der Schlafqualität,*
- *der seelischen Balance,*
- *der Appetitregulation,*

- *der Körpertemperatur,*
- *der Bewegungssteuerung,*
- *dem Muskeltonus*
- *und der Nervengesundheit.*

Bei gesundheitlichem Ungleichgewicht kann eine gezielte Beeinflussung des Endocannabinoid-Systems, beispielsweise durch die Zufuhr pflanzlicher Cannabinoide wie CBD, von Nutzen sein. Cannabidiol dockt an die Cannabinoid-Rezeptoren an, was zu verschiedenen biologischen Wechselwirkungen führt, wodurch wiederum Substanzen ausgeschüttet werden, die dann beispielsweise zur Schmerzlinderung führen oder anderweitig heilsam wirken können.

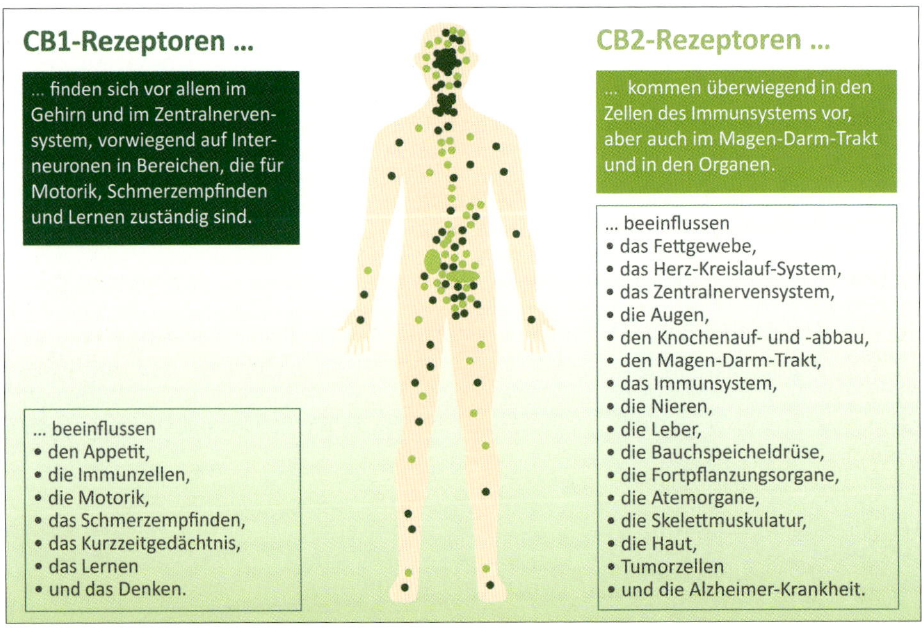

Wie das Endocannabinoid-System auf unseren Körper einwirkt.

4

Der Entourage-Effekt: Das Ganze ist weit mehr als die Summe seiner Teile!

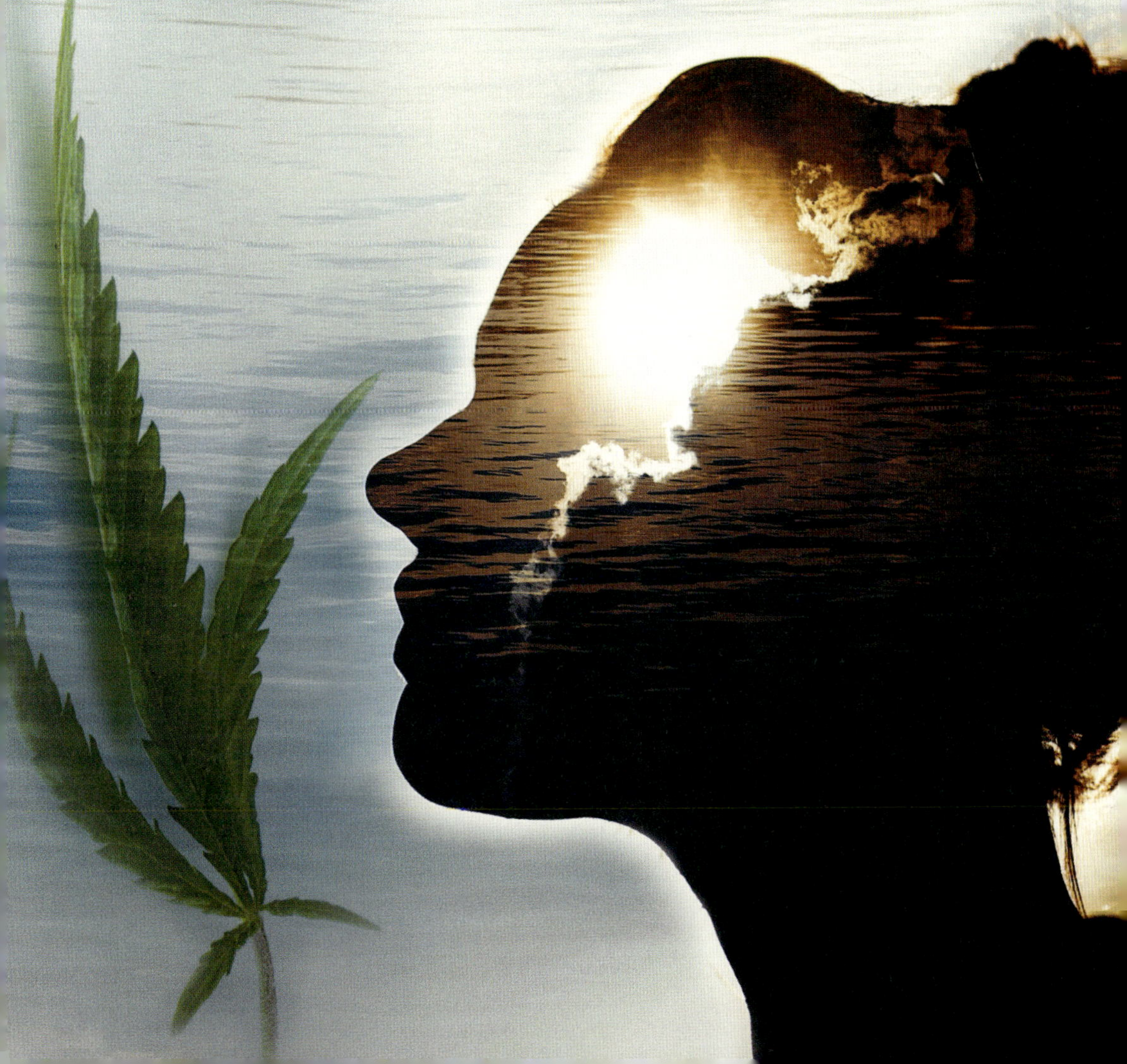

Die Ernährungswissenschaft und die Naturheilkunde bezeichnen das komplexe Zusammenspiel von mehreren Inhaltsstoffen als „Synergie“. Genauer gesagt, beschreibt das Wort *Synergie* das Zusammenwirken verschiedener Stoffe, die sich gegenseitig fördern und daraus resultierend einen gemeinsamen, teilweise einzigartigen, Nutzen generieren. Als eine Umschreibung von „Synergie“ lässt sich Aristoteles' These „Das Ganze ist mehr als die Summe seiner Teile“ verstehen. In Zusammenhang mit CBD und *Cannabis* spricht man hier auch von einem „Entourage-Effekt“: Gemeint ist die Wirkung des Zusammenspiels aller Cannabinoide und Pflanzeninhaltsstoffe – also eine synergetische Wirkung gegenüber der Wirkung isolierter Cannabinoide.

Bei der Synergie von *Cannabis*-Inhaltsstoffen ist insbesondere die Wirkung der Kombination aus Cannabinoiden, Terpenen, Flavonoiden und Chlorophyll interessant (siehe Seite 11 ff.). Zweifellos sind unter den Tausenden von pflanzlichen Inhaltsstoffen des Hanfs viele bioaktive Substanzen zu finden, die zu der Wirkung dieser Pflanze als Heilmittel beitragen. Obgleich die Idee der Synergie inzwischen in der *Cannabis*-Industrie und bei den Verbrauchern Fuß gefasst hat, habe ich bislang nur wenige Studien zu diesem Thema gefunden.*

Die Studien zum Entourage-Effekt, die bereits vorliegen, befassen sich derzeit noch überwiegend mit THC-haltigem *Cannabis* und der Steuerung der psychoaktiven Wirkungen der Pflanze. CBD wird hier auf sein Potenzial hin untersucht, die Nebenwirkungen von THC abzumildern oder zu verstärken. (CBD ist übrigens bereits in einigen THC-haltigen hanfbasierten Arzneimitteln enthalten.)

Klinisch erwiesen ist, dass beispielsweise ein THC-CBD-Mundspray (*Sativex®*) Angst, Stress und Druck-Gefühle lindert, wohingegen reines THC (Dro-

* Stand: 2019

nabinol) solche Gefühle auslösen kann. Der Vorteil, der in einer Synergie mehrerer Pflanzeninhaltsstoffe verglichen mit einer Einzelsubstanz wie einem Cannabinoid-Isolat liegt, geht aus einer Studie mit Zellkulturen und Tierversuchen vom November 2018 hervor, dass die Antitumorwirksamkeit eines pflanzlichen Hanfvollextrakts bei verschiedenen Brustkrebsarten verglichen mit der von reinem THC (Einzelsubstanz, Isolat) höher war. Die Ergebnisse deuten darauf hin, dass *Cannabis*-Extrakte anstelle von reinen Cannabinoiden als Teil der Therapie zur Behandlung von Brustkrebs eingesetzt werden könnten. Leider fehlen bislang Studien zur Unterscheidung der Wirkung von CBD-Vollspektrum-Extrakten – der Begriff „Vollspektrum“ meint, dass die Gesamtheit an Pflanzeninhaltsstoffen enthalten ist – und reinem isoliertem CBD. **Der Entourage-Effekt, die synergetische Wirkung** (siehe Seite 69 ff.) also, **kann nur bei CBD-Ölen eintreten, die einen Vollspektrum-Extrakt enthalten.** Zur genaueren Unterscheidung der verschiedenen CBD-Produkte und der Begriffe „Vollspektrum-Extrakt“ und „Isolat“ lesen Sie im Folgenden.

CBD-Öle - Was genau ist drin?

Der aus Nutzhanf hergestellte Extrakt kann eine festgelegte, angegebene Menge an CBD und unterschiedlich viel an sekundären Pflanzenstoffen (siehe Seite 38 ff.) enthalten. Dieser Extrakt wird in der Regel mit einem Trägeröl wie Hanfsamenöl, MCT-Öl*, Olivenöl, Sonnenblumenöl oder einem anderen Speiseöl gemischt: Dieses „CBD-Öl“ ist derzeit die verbrei-

* Englisch: *medium-chain triglycerides*, mittelkettige Triglyceride (MKT) oder MCT-Fette sind Triglyceride, die mittelkettige Fettsäuren enthalten.Sie werden industriell durch Hydrolyse von Kokosfett und Palmkernöl, Fraktionierung der mittelkettigen Fettsäuren und anschließender Veresterung mit Glyzerin gewonnen. Ein reines MCT-Öl ist farblos bis gelblich, neutral in Geruch und Geschmack und von sehr niedriger Viskosität. Es wird als pflanzliches Öl (Neutralöl, Oleum neutrale) deklariert. (Nach: *Wikipedia*)

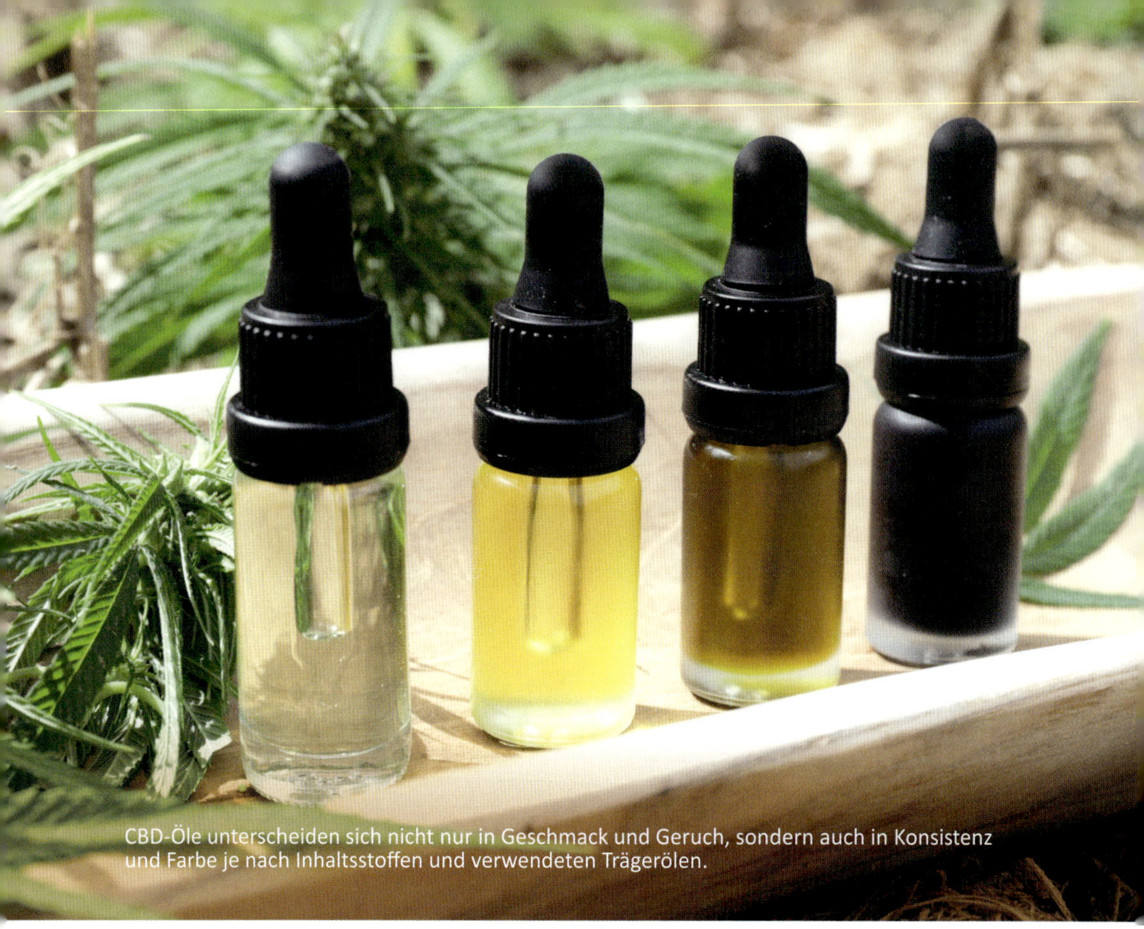

CBD-Öle unterscheiden sich nicht nur in Geschmack und Geruch, sondern auch in Konsistenz und Farbe je nach Inhaltsstoffen und verwendeten Trägerölen.

tetste Methode, CBD einzunehmen: Die Tropfen werden mit der Pipette unter die Zunge geträufelt. Allerdings sind auch reine „CBD-Extrakte" ohne Trägeröl zur Einnahme erhältlich!

Was CBD-Öle und -Extrakte anbelangt, so gibt es verschiedene Bezeichnungen für sehr unterschiedliche Produkte: Auf den Verpackungen kann man „Vollspektrum", „Breitspektrum", „Mazerat" oder auch „Aroma-Öl" und „Hanf-Öl" lesen. Was das jeweils genau meint, wie viel CBD und THC enthalten sind und ob bei Einnahme des betreffenden Produkts ein gesundheitsfördernder Entourage-Effekt zu erwarten ist, darüber gibt die folgende Tabelle einen Überblick:

CBD-Produkte – Wirksame Inhaltsstoffe, Besonderheiten, Eigenschaften und möglicher Entourage-Effekt

	Produkt-Bezeichnung und Erläuterung	Üblicher CBD-Gehalt	Üblicher THC-Gehalt*	Besonderheiten	Farbe	Geschmack/Duft	Entourage-Effekt?
1	**„Vollspektrum"** Natürlicher Vollspektrum-Extrakt in Trägeröl; *ohne* CBD-Isolat	3 %, 5 %, maximal 10 %	Bis 0,2 % in D, bis 0,3 % in A, bis 1 % in der CH	Aus Nutzhanfblüten und -blättern gewonnen, mit einer Vielzahl an Cannabinoiden und sekundären Pflanzenstoffen (meist *ohne* CBD-Isolat)	Goldgelb bis Goldbraun, Dunkelbraun, Dunkelgrün bis Schwarz (je nach Zusammensetzung)	Schmeckt bitter-ölig, manchmal mit adstringierendem/leicht scharfem Abgang (je nach Trägeröl)	Ja
2	**„Vollspektrum"** Natürlicher Vollspektrum-Extrakt in Trägeröl; *mit* CBD-Isolat	Mehr als 10 %	Bis 0,2 % in D, bis 0,3 % in A, bis 1 % in der CH	Siehe unter 1 (jedoch: zusätzlich angereichert mit CBD-Isolat)	Siehe unter 1	Siehe unter 1	Ja
3	**„Breitspektrum"** Natürlicher Vollspektrum-Extrakt in Trägeröl; *ohne* CBD-Isolat, *ohne* THC	3 %, 5 %, maximal 10 %	Weniger als 0,0 % (z. B. 0,04 %)	Schonend hergestellt, flüchtige Aromen (Terpene) bleiben weitgehend erhalten; mit einer Vielzahl an Cannabinoiden und sekundären Pflanzenstoffen	Siehe unter 1	Schmeckt/duftet wie die echte *Cannabis sativa*-Pflanze (je nach Sorte geringfügig anders); manchmal mit adstringierendem/leicht scharfem Abgang	Ja
4	**„Breitspektrum"** Trägeröl *mit* CBD-Isolat, manchmal *mit* etwas Vollspektrum-Extrakt	Mehr als 10 %	Weniger als 0,0 % (z. B. 0,04 %)	Siehe unter 3	Meist Goldgelb transparent, ähnlich wie natürliches Hanfsamenöl (siehe unter 7)	Siehe unter 3 (Geschmack im Abgang allerdings eher neutral bzw. nach dem Trägeröl)	Nein
5	**„Aroma-Öl"** Natürlicher Vollspektrum-Extrakt in Trägeröl; *mit* oder *ohne* CBD-Isolat	5 %, 10 % oder mehr; ab 10 % vermutlich *mit* CBD-Isolat	Bis 0,2 % in D, bis 0,3 % in A, bis 1 % in der CH	Siehe unter 1	Siehe unter 1	Schmeckt/duftet wie die *Cannabis sativa*-Pflanze (je nach Sorte geringfügig anders)	Ja
6	**„CBD-Mazerat"** Natürlicher Vollspektrum-Extrakt in Trägeröl; *ohne* CBD-Isolat	3 % oder 5 %	Bis 0,2 % in D, bis 0,3 % in A, bis 1 % in der CH	Siehe unter 1	Siehe unter 1	Ähnlich wie unter 3	Ja
7	**„Hanföl"** Reines Hanfsamenöl *ohne* CBD	0 %	0,00 %	Reich an wertvollen Omega-3-Fettsäuren	Goldgelb bis Dunkelgrün, je nach Filtrierungsgrad	Schmeckt leicht nussig mild, minderwertige Produkte stark bitter	Nein

* D = Deutschland, A = Österreich, CH = Schweiz

Es gibt also verschiedene Produkte, die sich unterscheiden durch ihre Inhaltsstoffe und damit natürlich auch durch ihre Wirkkräfte. Sehen Sie sich also die Produktbezeichnung auf der Verpackung Ihres CBD-Öls genau an.

CBD-Vollspektrum-Extrakte: Alles drin, was guttut!

Ein solcher Extrakt kommt in der Zusammensetzung der natürlichen Nutzhanfpflanze am nächsten. Alle bereits aufgeführten gesundheitlichen Vorteile, die Terpene, Flavonoide und Chlorophyll bieten (siehe Seite 38 ff.), finden sich in einem Vollspektrum-Extrakt wieder. **Natürliche Vollspektrum-Extrakte**, die nicht künstlich mit CBD-Isolat angereichert wurden, haben einen relativ geringen Gehalt an CBD (weniger als 10 Prozent) und einen hohen Gehalt an sekundären Pflanzenstoffen, der sie meiner Ansicht nach zu den gesundheitlich wertvollsten Produkten macht. CBD-Vollspektrum-Ölen mit einem **CBD-Gehalt von mehr als 10 Prozent** wurde aller Wahrscheinlichkeit nach CBD-Isolat oder CBD-Destillat zugefügt, was jedoch keinesfalls negativ zu bewerten ist.

Achten Sie beim Kauf von CBD-Vollspektrum-Produkten auf den THC-Gehalt* – nicht nur wegen des rechtlichen Aspekts, sondern auch wegen der Dosierung, denn: Manche Menschen reagieren bereits auf geringe Mengen THC von weniger als 0,2 Prozent empfindlich, was schlimmstenfalls zu einer verminderten Fahrtüchtigkeit im Straßenverkehr führen kann. Reagieren Sie auf THC sensibel, dann sollten Sie von solchen Produkten nur wenige Tropfen am Tag einnehmen oder auf Produkte ausweichen die nachweislich THC-frei sind (siehe auch unter „Tipps" rechte Seite und Tabelle Seite 73).

* Mehr Infos über THC in Lebensmitteln und die Rechtslage in Deutschland, der EU und der Schweiz siehe Seite 143 ff.

Ob Sie THC-sensibel sind, können Sie folgendermaßen feststellen: Beginnen Sie mit 1 bis 3 Tropfen CBD-Vollspektrum-Extrakt täglich, und beobachten Sie genau, ob Sie Symptome wie Herzklopfen, emotionale Dünnhäutigkeit oder leichte Angstgefühle an sich wahrnehmen. Obwohl CBD bei solchen THC-Nebenwirkungen in der Regel gegensteuert, könnten THC-sensible Menschen sie auch bei sehr geringen THC-Mengen und trotz des in Vollspektrum-Extrakten enthaltenen CBDs wahrnehmen. (Mehr zu den Nebenwirkungen von THC siehe Seite 30).

Falls sie Ihr CBD-Produkt im EU-Ausland bestellen, fragen Sie am besten vorab beim Händler nach, ob das Produkt problemlos nach Deutschland geliefert wird. Und außerdem gilt vor jedem Kauf von CBD-Produkten: ***Fordern Sie beim Hersteller Analysen (von einem unabhängigen Labor) zum CBD-, THC- und zum Schadstoff-Gehalt der Produkte an!*** *Wenn er keine Analysen liefern kann, kaufen Sie lieber nichts! (Worauf Sie bei den gelieferten Analysen achten müssen, siehe Seite 175 ff.)*

CBD-Breitspektrum-Extrakte: Gesundheit bei null Prozent THC

Ein Breitspektrum-Extrakt (englisch: *broadspectrum*) ist im Grunde genommen nichts anderes als **ein Vollspektrum-Extrakt** – nur eben **ohne THC**. Oft wird hier einfach ein CBD-Vollspektrum-Extrakt im niedrigprozentigen Bereich mit einem Trägeröl verdünnt und dann mit CBD-Isolat oder hochprozentigem CBD-Destillat angereichert. Dadurch erzielen die Hersteller einen sehr niedrigen THC-Wert, zum Teil liegt dieser sogar unter 0,0 Prozent (siehe Tabelle Seite 73).

TIPPS

Lassen Sie sich auch hier in jedem Falle eine Cannabinoid- und Schadstoff-Analyse Ihres favorisierten Produkts zukommen, denn es ist durchaus möglich, dass in dem als THC-frei deklarierten Produkt doch noch geringe Restmengen an THC enthalten sind. Ich denke allerdings, dass Sie auch als hochsensible Person einen THC-Gehalt von weniger als 0,0 Prozent (mit beispielsweise 0,04 Prozent THC) sehr gut vertragen können. Bitte probieren Sie einfach selbst aus, wie bekömmlich ein Produkt für Sie ist, und handeln Sie für sich selbst verantwortungsbewusst.

Alternativ dazu können Sie reines 99-prozentiges CBD-Isolat erwerben und dieses selbst mit einem Speiseöl Ihrer Wahl vermischen. Dazu benötigen Sie allerdings eine Feinwaage. Für ein solches selbst gemischtes CBD-Öl mit 10 Prozent CBD-Gehalt nehmen Sie: 10 Milliliter eines Speiseöls Ihrer Wahl mit 1000 Milligramm eines 99-prozentigen CBD-Isolats vermischen. Das CBD-Öl in einem dunklen Glasgefäß kühl aufbewahren.

CBD-Mazerat: Die volle Power in Öl

Mit „Mazerat“ ist hier ein Ölauszug aus Nutzhanfblüten und -blättern gemeint. Da Cannabinoide überwiegend fettlöslich sind, gehen sie durch das Einlegen in Öl aus den Pflanzenteilen in das betreffende Öl über. Ein Mazerat kann durchaus als Vollspektrum-Auszug bezeichnet werden. Einige Hersteller wenden einen Warmölauszug an, legen die Hanfpflanzenteile also in ein erhitztes Öl ein. Das gewährleistet, dass zeitgleich eine Decarboxylierung stattfindet (siehe Seite 32).

Aroma-Öl: All inclusive!

Die Bezeichnung „Aroma-Öl“ meint in der Regel ein CBD-Vollspektrum-Öl. Sie sind mit und ohne künstliche angereicherte CBD-Isolate erhältlich. Die Hersteller weisen bei Aroma-Ölen darauf hin, dass sie *nicht zum Verzehr geeignet* sind. Diese Angabe mit dem Hinwies „zur Verwendung als Badezusatz“ oder „zum Auftröpfeln auf ein Kissen“ kategorisiert dieses CBD-Öl automatisch nicht mehr als Lebensmittel, sondern als Gebrauchsgegenstand. Bei manchen Herstellern bekannter CBD-haltiger Nahrungsergänzungsmittel wurden Aroma-Öle mit CBD im Sortiment eingeführt. Fragen Sie direkt beim Hersteller nach, welche Verwendung er für diese Produkte empfiehlt. Nach meiner Erfahrung sind die meisten dieser Produkte auch zur innerlichen Anwendung geeignet. Fragen Sie beim Hersteller bitte auch gleich nach einer Cannabinoid- und Schadstoff-Analyse.

Hanfsamenöl: Das perfekte Spektrum an Fettsäuren plus andere Helden im Dienst unserer Gesundheit

In der Regel handelt es sich bei Hanföl um reines Hanfsamenöl, **ohne CBD und andere Cannabinoide**. Solche Produkte werden nicht nur in Speiseölflaschen, sondern auch in Kapseln und Pipettenflaschen angeboten. Zur Herstellung von Hanföl werden die Samen (auch als „Hanfnüsse“ bezeichnet) der Nutzhanfpflanze verwendet. Hanfsamen enthalten mehr als 30 Prozent Öl, etwa 25 Prozent Protein sowie beträchtliche Mengen an Ballaststoffen, Vitaminen und Mineralstoffen. Die Samen eignen sich daher auch als Snack, im Müsli oder in Smoothies optimal für eine gesunde ausgewogene Ernährung. Zur Herstellung von Öl werden die Hanfsamen für gewöhnlich kalt gepresst. Das gewonnene Öl kann eine grünlich-braune bis goldgelbe oder sogar fast durchsichtige Farbe haben, je nachdem, wie stark es nach dem

Pressen filtriert (gereinigt) wurde. Eine grüne Färbung zeugt davon, dass reichlich Chlorophyll enthalten ist.

Hanfsamenöl enthält ein perfektes Spektrum wertvoller mehrfach ungesättigter Fettsäuren, die zu über 80 Prozent enthalten sind. Es stellt also eine außergewöhnlich reiche Quelle für die beiden essenziellen Fettsäuren Linolsäure (Omega-6) und Alpha-Linolensäure (Omega-3) dar. Das Verhältnis von Omega-6- zu Omega-3-Fettsäuren in Hanföl liegt normalerweise zwischen 2 zu 1 und 3 zu 1, was als optimal für die menschliche Gesundheit angesehen wird. Neben den wertvollen Fettsäuren ist Hanföl auch reich an Vitamin E und Betacarotinoiden (auch „Provitamin A" genannt), das im Körper zu Vitamin A verstoffwechselt wird. Betacarotinoide wirken in unserem Körper als Antioxidantien und können aggressive freie Radikale binden und somit Zellschädigungen entgegenwirken. Zudem spielen sie eine entscheidende Rolle, was die Gesundheit unserer fünf Sinne (Sehen, Hören, Riechen, Schmecken, Tasten) und unsere Fruchtbarkeit anbelangt.

TIPP

Einige Hanfölprodukte erwecken den Eindruck, dass sie CBD enthalten, ohne dass es wirklich drin ist. Bei der Bezeichnung „Hanföl" ist auf den ersten Blick oft nicht klar, ob es sich hier um ein CBD-Öl oder um ein Hanfsamenöl handelt. Schauen Sie sich diese Produkte daher genau an und fragen Sie bei Unklarheiten direkt beim Hersteller nach, ob CBD enthalten ist oder eben nicht. Falls dieser behauptet, dass CBD enthalten sei, fragen Sie – wie immer – nach einer Cannabinoid-Analyse. Und wenn kein CBD enthalten ist und Sie die gesundheitsfördernden Eigenschaften von Hanfsamenöl für sich nutzen möchten, fragen Sie nach einer Schadstoffanalyse.

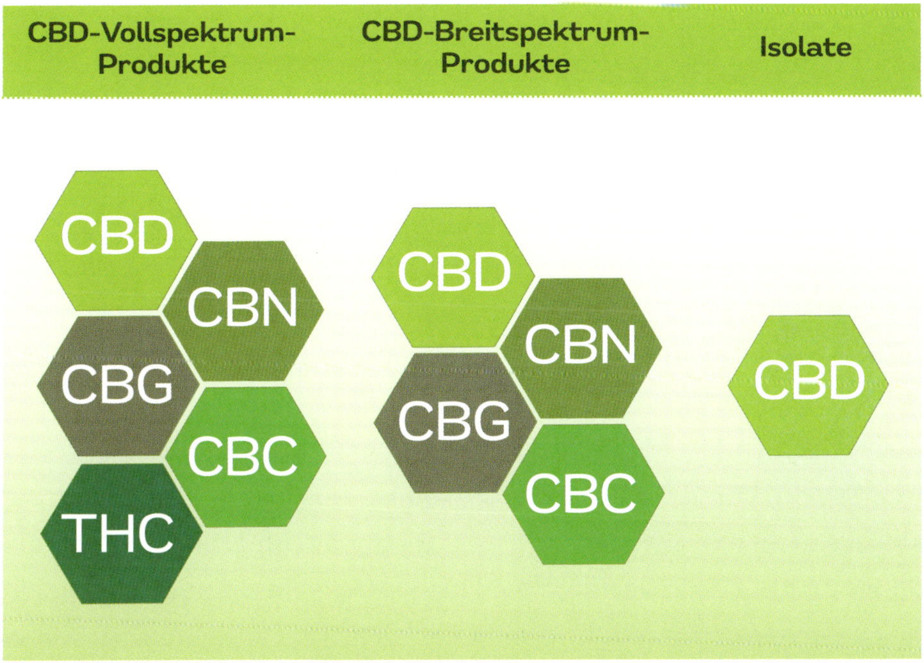

CBD-Vollspektrum-Produkte, CBD-Breitsprektrum-Produkte sowie Isolate und die jeweils enthaltenen Cannabinoide CBD (Cannabidiol), CBG (Cannabigerol), THC (Tetrahydrocannabinol), CBN (Cannabinol), CBC (Cannabichromen)

CBD-Isolat und -Destillat – 90 Prozent oder mehr reines CBD!

Wenn Sie sich für ein komplett THC-freies Produkt interessieren, dann sind CBD-Isolate für Sie das Richtige. Sie lassen sich gut mit Trägeröl zur gewünschten Konzentration mischen, anschließend geben Sie sie am besten in eine Pipettenflasche, um das Öl ganz einfach tropfenweise einnehmen zu können. CBD-Isolate werden üblicherweise als Zusatzstoffe für E-Liquids angeboten und werden meines Wissens in keinem Falle als Lebensmittel vermarktet. Solange Sie vom Hersteller oder Verkäufer Schadstoff-Analysen bekommen, die eine umfangreiche Reinheit des Produkts dokumentieren, sollte der Verzehr bis zu einer Dosierung von maximal 350 Milligramm pro Tag unbedenklich sein. (Weitere Details zur Dosierung und Einnahmeempfehlungen für CBD siehe Tabelle Seite 133).

Der Begriff „Isolat“ sagt nichts darüber aus, ob es sich um einen natürlichen Extrakt oder um eine synthetisch hergestellte Substanz handelt. Selbst **natürliches CBD-Isolat ist ein stark verarbeiteter Extrakt der Hanfpflanze**. Salopp gesagt, geht der Extraktionsprozess für ein Isolat dort weiter, wo der Herstellungsprozess für ein Vollspektrum-Extrakt aufhörte. Isolate, die auch als „**CBD-Kristalle**“ vermarktet werden, sind meist zu 95 bis 99,9 Prozent reines CBD. Andere Cannabinoide und sekundäre Pflanzenstoffe sind folglich nur noch zu 0,1 bis 5 Prozent enthalten. Während ein 95-prozentiges Isolat eben nur minimale Mengen weiterer Cannabinoide und sekundärer Pflanzenstoffe enthalten kann, sind **in einem natürlichen Hanfextrakt immer relevante Mengen anderer Cannabinoide enthalten**.

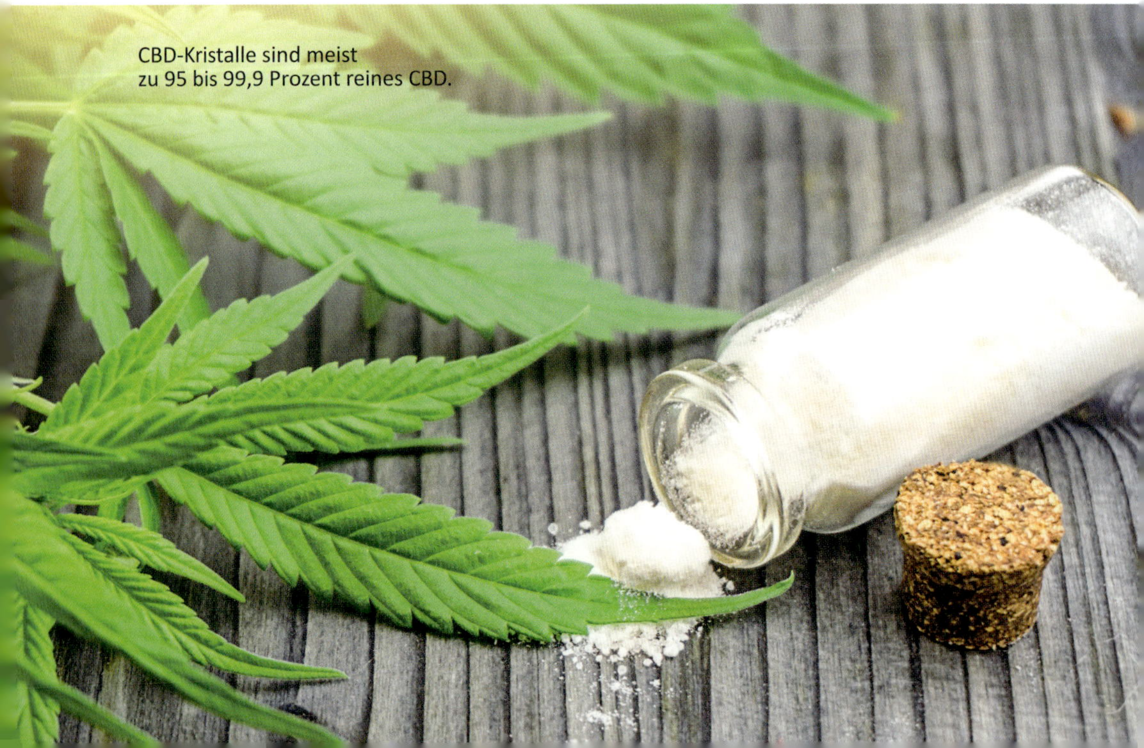

CBD-Kristalle sind meist zu 95 bis 99,9 Prozent reines CBD.

Außerdem gibt es auch CBD-Destillate, die vom Prinzip her häufig ähnlich hohe CBD-Werte aufweisen, und zwar von 90 Prozent und aufwärts. **Destillate enthalten** allerdings – im Gegensatz zu Isolaten – noch **ein etwas breiteres Spektrum an Cannabinoiden sowie mehr Terpene.** Ihre Konsistenz erinnert an die von sehr dickflüssigem und klebrigem Akazienhonig. Destillate können Sie bereits mit 30 bis 50 Prozent CBD finden und manche Destillate sind sogar THC-frei. Als „Destillat" wird dieses Produkt bezeichnet, weil hier Hanfblüten und -blätter mithilfe von reinem Ethanol (Alkohol) extrahiert und veredelt, also destilliert werden. Mir sind bisher noch keine puren CBD-Destillate zum Verkauf an Endkunden begegnet. Ich kenne diese Produkte eher aus dem Großhandel, wo sie gern gekauft werden, um hernach mit Trägeröl vermischt zu werden – wobei 5- und 10-prozentige CBD-Öle für den Endkunden entstehen.

TIPPS

*Auf Anfrage wird Ihnen der Hersteller oder Verkäufer in der Regel mitteilen, ob es sich um ein **natürliches oder ein synthetisches CBD-Isolat** handelt. Oft ist es auch direkt am Preis erkennbar, da synthetische CBD-Isolate derzeit teurer sind als natürliche.*

*Falls Sie Ihr CBD-Öl selbst herstellen wollen: Welches **Trägeröl** für das Mischen mit CBD-Isolat oder CBD-Öl generell am besten geeignet ist, lässt sich pauschal nicht sagen. Ich bin ein Freund von möglichst naturnahen Produkten, daher plädiere ich für kalt gepresstes Hanfsamenöl. Natürlich spricht aber nichts dagegen, ein anderes natürliches und hochwertiges Speiseöl zu verwenden.*

INFO

Wasserlösliches CBD-Isolat und die Frage der Bioverfügbarkeit*

Auch wasserlösliche CBD-Isolate haben theoretisch eine sehr hohe Bioverfügbarkeit. Sie sind auf dem Markt erhältlich. In der Regel ist CBD allerdings in seiner natürlichen Form überwiegend fettlöslich und nur in sehr geringem Maße wasserlöslich. Die sogenannten wasserlöslichen CBD-Isolate sind in den meisten Fällen tatsächlich nur mithilfe von Emulsionsmitteln in Wasser löslich.

Wie sich solch ein Produkt bzw. die nun zwangsläufig enthaltenen Emulgatoren dann im Verdauungstrakt verhalten und inwiefern das Erzeugnis besser bioverfügbar ist als das „normale" CBD, das konnte ich bislang noch nicht herausfinden. Einige Chemiker, mit denen ich darüber sprach, sind der Ansicht, dass die Emulsionen keine verbesserte Bioverfügbarkeit mit sich bringen. Direkte Studien darüber, ob ein wasserlösliches CBD-Isolat, ein fettlösliches CBD-Isolat oder ein Vollspektrum-Extrakt besser bioverfügbar ist, habe ich bislang bedauerlicherweise noch nicht finden können.

TIPP

*Vorsicht ist beim Kauf von Isolaten deshalb geboten, weil sie wie alle CBD-Produkte aus so gut wie jeder Hanf-Biomasse** gewonnen werden können. Es gibt weltweit sehr viele Nutzhanfbauern, und Hanf-Biomasse kann sehr unter-*

* Pharmakologische Messgröße für den Anteil eines Wirkstoffs, der unverändert im systemischen Kreislauf (speziell im Blutkreislauf) zur Verfügung steht. Sie gibt an, wie schnell und in welchem Umfang der Stoff (meistens Arzneistoff) aufgenommen wird und am Wirkort zur Verfügung steht

** Die Masse an Pflanzenteilen des Nutzhanfs: Blüten, Blätter und Stängel; zum Teil enthält die Biomasse auch Samen aber nur in sehr seltenen Fällen auch Wurzeln

schiedliche Qualitäten haben – was ihren Gehalt an Umweltgiften, Schimmelpilzen und dergleichen anbelangt. Zudem können bei der Herstellung von CBD-Isolat auch chemische Lösungsmittel verwendet werden. Fragen Sie daher vor dem Kauf eines Isolats (einer CBD-„Reinsubstanz" mit 95 bis 99,9 Prozent CBD-Anteil) unbedingt nach der tatsächlichen Produktreinheit. Bitten Sie beim Hersteller um Schadstoffanalysen und sehen Sie sie sich gründlich an. Denn in den übrigen 0,1 bis 5 Prozent (neben dem CBD) können auch schädliche Substanzen wie Schwermetalle, Schimmelpilze oder Schimmelpilzgifte (Mycotoxine) oder sogar chemische Lösemittel enthalten sein.

CBD-Produkte und das Thema „Bioverfügbarkeit"

Der Begriff „Bioverfügbarkeit" bezieht sich darauf, wie viel von einem Inhaltsstoff von unserem Körper aufgenommen wird und dann auch tatsächlich in unseren Zellen ankommt. Je mehr CBD und je schneller es im Körper dorthin gelangt, wo es wirken soll, desto höher ist dessen Bioverfügbarkeit und desto schneller kann es für unser Wohlergehen und unsere Gesundheit tätig werden. In einer kleinen Doppelblindstudie* zeigte sich, dass CBD (als Arzneimittel *EPIDIOLEX®*, mit 1500 Milligramm CBD pro Dosis), mit einer fettreichen Mahlzeit eingenommen, seine Bioverfügbarkeit um das etwa Vier- bis Fünffache erhöht.

Erklärt wird dieser Effekt dadurch, dass fettreiche Mahlzeiten die Gallensalzsekretion erhöhen können. Das wiederum löst Wirkstoffe wie CBD

* Randomisierte, kontrollierte Studie, bei der weder der Versuchsleiter (bei klinischen Studien der Arzt) noch die Studienteilnehmer (Patienten) Kenntnis über die jeweilige Gruppenzugehörigkeit (mit Arznei oder mit Placebo) haben

auf und verbessert den Transport im Körper, sodass CBD einfacher und schneller absorbiert wird. *EPIDIOLEX®*, das erste Arzneimittel, das CBD enthält, ist übrigens ein 99-prozentiges CBD-Isolat, gelöst in Sesamöl, und kein Vollspektrum-Extrakt. Mancher mag nun vermuten, dass eine Reinsubstanz wie *EPIDIOLEX®* mit hohem CBD-Gehalt die beste Bioverfügbarkeit im Körper gewährleistet, aber es geht bei diesem Thema vielmehr um die Art und Weise, wie man ein CBD-Produkt einnimmt, als um die Zusammensetzung des CBD-Produktes selbst. Eine optimale Bioverfügbarkeit von Cannabinoiden und insbesondere von CBD ist also eher eine Frage der Einnahme als eine Frage des Produkts.

INFO

Hanftee – Lecker, enthält aber nur wenig CBD

Dass CBD fettlöslich ist, bedeutet auch, dass ein Tee aus Nutzhanfblättern und -blüten kein oder wenn, dann nur sehr wenig CBD zur Verfügung stellen kann. Es braucht Fett, um CBD aus den Pflanzenteilen herauszutransportieren.

TIPPS

Wenn Sie Ihren Nutzhanftee nach Packungsangabe mit Wasser und außerdem mit 1 Schuss Sahne aufkochen und 5 bis 10 Minuten köcheln lassen, profitiert Ihr Körper vom CBD mehr als ohne diese Fettkomponente.

Um noch mehr CBD und andere Cannabinoide zu gewinnen, können Sie die losen Hanfblätter zuerst 1 bis 2 Minuten lang in Sahne, Butter oder Kokosfett – im Verhältnis 2 (Kraut) zu 1 (Fett) – bei mittlerer Temperatur in einem Topf auf der Herdplatte unter konstantem Rühren

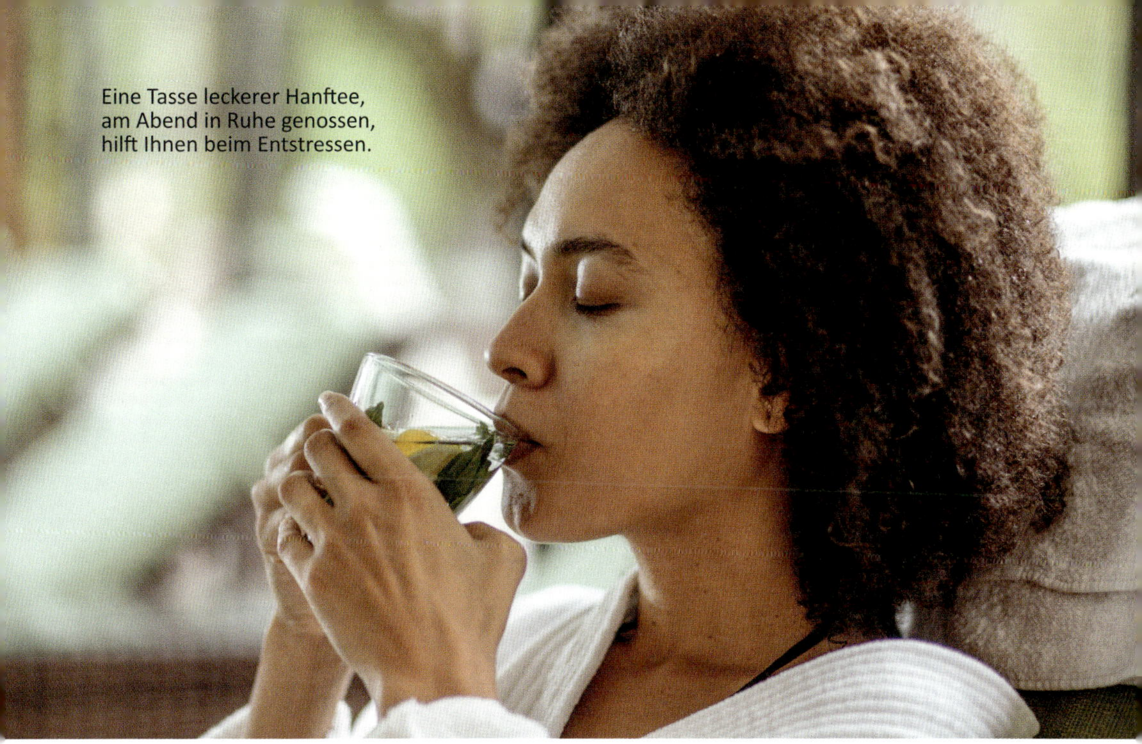

Eine Tasse leckerer Hanftee, am Abend in Ruhe genossen, hilft Ihnen beim Entstressen.

schmoren lassen. (Auf diese Weise werden Temperaturen von mehr als 120 °C erreicht!) Dabei sollten sich die Pflanzenteile nicht dunkel verfärben und es sollten keine Röstaromen entstehen! Anschließend löschen Sie das Ganze mit heißem Wasser ab, lassen es noch einmal kurz aufkochen und ein wenig ziehen und seihen den Sud dann ab … Genießen Sie diesen Hanftee in Ruhe.

Es ist gut zu wissen, dass bei Hanftees aus Nutzhanf ein „High" auf alle Fälle ausgeschlossen ist, da der THC-Gehalt bei Nutzhanf mit weniger als 0,2 Prozent (in Deutschland; weniger als 0,3 Prozent in Österreich und weniger als 1 Prozent in der Schweiz) schwindend gering ist. Und bedenken Sie, dass die Cannabinoid-Ausbeute, wenn man das Kraut mit heißem Wasser übergießt und anschließend ziehen lässt oder es aufkocht und anschließend leise köcheln lässt, nur minimal ist – egal ob mit oder ohne Fett.

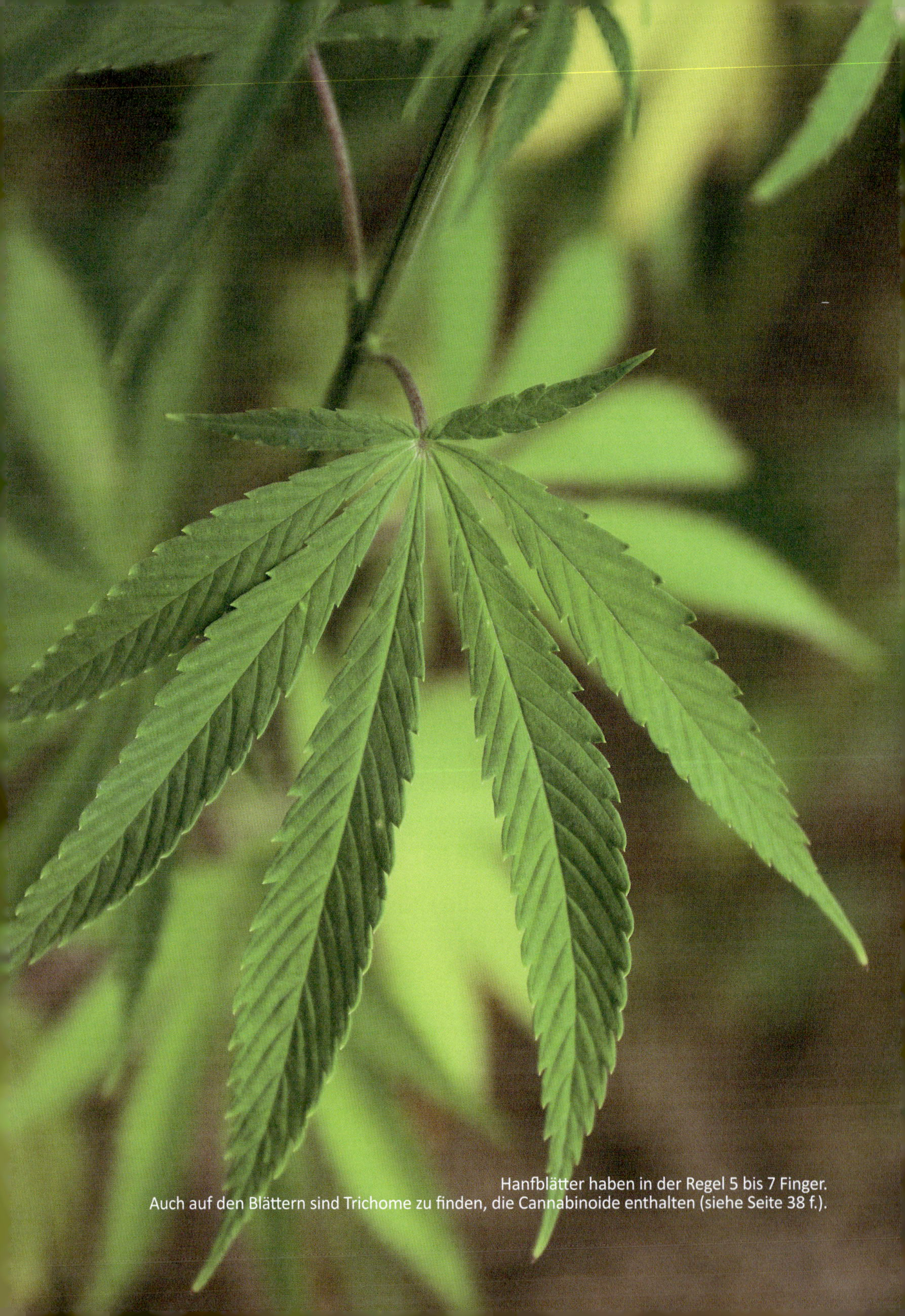

Hanfblätter haben in der Regel 5 bis 7 Finger.
Auch auf den Blättern sind Trichome zu finden, die Cannabinoide enthalten (siehe Seite 38 f.).

And the Winner is: Der Vollspektrum-Extrakt

Vollspektrum-Extrakte haben gegenüber Isolaten, was ihre Wirkungsstärke anbelangt, einen deutlichen Vorteil. Zwar ist der Entourage-Effekt noch nicht durchweg bewiesen – Er gilt derzeit mehr als philosophischer denn als wissenschaftlicher Begriff! –, doch ich persönlich bin davon überzeugt, dass die Einnahme natürlicher Hanfpflanzenextrakte, die mehrere Cannabinoide in Kombination mit sekundären Pflanzenstoffen enthalten, sinnvoller ist als die von einem CBD-Isolat in Speiseöl. Meiner Ansicht nach beruht der Gewinn einer gesunden und ausgewogenen Ernährung auf der Vielfalt an hochwertigen Nährstoffen, die man zu sich nimmt.

Auch unter Ernährungswissenschaftlern ist man sich mittlerweile einig, dass die Symphonie aus sekundären Pflanzenstoffen, Vitaminen, Mineralstoffen und Co. in einem Gesamtkomplex gesundheitlich wertvoller ist als eine einzelne isolierte Substanz. So beträgt beispielsweise die empfohlene Tagesdosis für Vitamin C laut der Deutschen Gesellschaft für Ernährung (DGE) etwa 100 Milligramm. Wer nun 100 Milligramm Vitamin C über 2 Orangen am Tag zu sich nimmt, soll gesundheitlich mehr davon profitieren als derjenige, der 100 Milligramm Ascorbinsäure einnimmt. Der Mehrwert der Orange liegt bekannterweise in der komplexen Vielfalt Hunderter natürlicher Inhaltsstoffe.

Warum sollte das nicht auch für die Hanfpflanze gelten? Ich denke, dass eine Vielfalt an Cannabinoiden, insbesondere in Kombination mit Terpenen, Flavonoiden und Chlorophyll, für unseren Körper gesundheitlich wertvoller ist als ein CBD-Isolat. Was CBD für die orale Einnahme angeht, so denke ich, dass Sie mit CBD-Vollspektrum-Extrakt oder einem CBD-Breitspektrum-Extrakt in Kombination mit einer fettreichen Mahlzeit wohl den größten Nutzen für Ihre Gesundheit aus der *Cannabis*-Pflanze herausholen. Dennoch können wir davon ausgehen, dass eine sinnvolle Komposition an hochwertigen Inhaltsstoffen in Kombination mit CBD-Isolat sehr gut funktioniert. Produzenten, die solch komplexe Zusammenhänge verstehen, können hochwertige Nahrungsergänzungsmittel und Kosmetika herstellen.

FAZIT

Letztlich wird bis heute darüber diskutiert, ob CBD-Isolate, Isolat-Mixturen oder Vollextrakte gesünder sind. Die Forschung steckt hier nach wie vor in den Kinderschuhen und Erfahrungsberichte von Anwendern sind immer auch subjektiv. Ich persönlich plädiere dafür, verschiedene Produkte zu testen und eigene Erfahrungen damit zu machen, ganz nach dem Motto: „Was" heilt, hat recht. Welches Produkt das für Sie passende ist, sollten Sie selbst herausfinden. Der einzige Punkt, auf den Sie stets achten sollten, ganz egal für welches CBD-Produkt Sie sich entscheiden, ist (und das kann ich nur immer wieder betonen): Fordern Sie beim Hersteller Analysen von einem unabhängigen Labor zu den enthaltenen Cannabinoiden und den Schadstoffen – wie Pestiziden, Schwermetallen, Schimmelpilzen, Lösungsmittel sowie mikrobiologischen und anderen Verunreinigungen – an. Wenn der Anbieter solche Analysen nicht liefern kann oder will, kaufen Sie das Produkt nicht!

5

Das heilende Potenzial von CBD – Verschiedene Anwendungsgebiete, Studien & Erfahrungsberichte

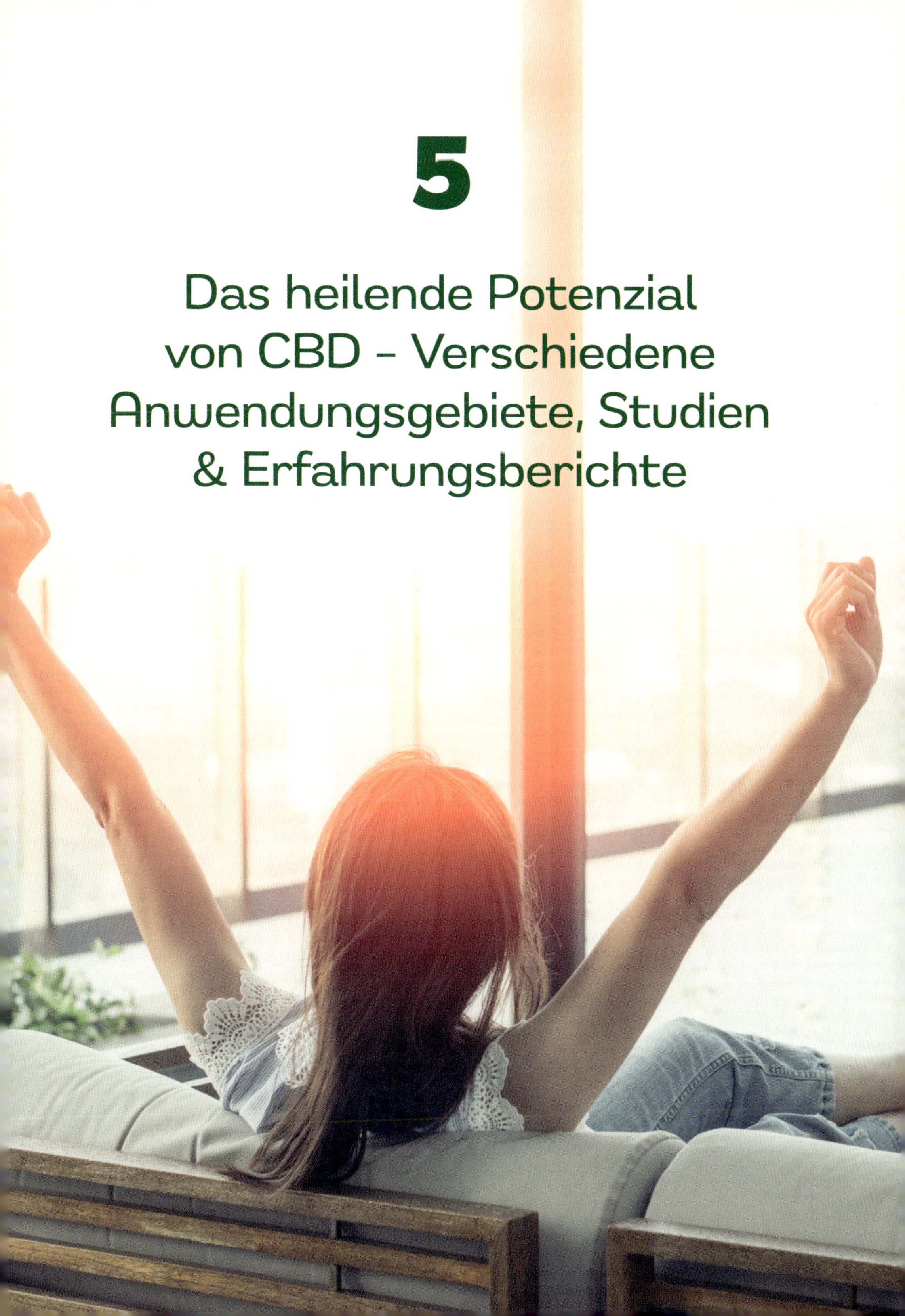

Eine Online-Umfrage in den USA aus dem Jahr 2018 zeigte, dass CBD vor allem bei Schmerzen, Schlafstörungen, Angst und Depressionen eingesetzt wird. In der Umfrage mit 2409 Teilnehmern, die über soziale Medien gewonnen wurden, gaben 62 Prozent der CBD-Konsumenten an, Cannabidiol zur Behandlung einer Erkrankung zu verwenden. Die häufigsten waren hier Schmerzen, Schlafstörungen, Angst und Depression. Mehr als ein Drittel (36 Prozent) der Antwortenden berichteten, dass CBD ihre Erkrankung „sehr gut" behandelt habe. Dass nur 3 von 10 CBD-Anwendern sehr gute Heilerfolge bei oben genannten Indikationen dokumentieren, kann unterschiedlichste Gründe haben. Ich bin der Ansicht, dass wir Menschen trotz vieler Gemeinsamkeiten eine individuelle Reaktion auf bestimmte pflanzliche Wirkstoffe mitbringen.

Ich erkläre mir die unterschiedlichen Erfolgschancen bei der Anwendung von CBD dadurch, dass es einerseits Menschen gibt, die sehr schnell und sensibel auf CBD reagieren und andererseits solche, die eher langsam und nur bei höherer Dosierung reagieren. (Die Fachbegriffe hier sind *low responder* und *high responder.*) Zudem wirkt nicht jedes CBD-Produkt bei allen Menschen gleich, unabhängig von der Dosierung. Seien Sie also geduldig und probieren Sie verschiedene hochwertige CBD-Produkte aus. Achten Sie dabei auf die richtige Einnahme von CBD: stets in Kombination mit einer fettreichen Mahlzeit.

Das Potenzial der gesundheitlichen Effekte von CBD erstreckt sich von entzündlichen und neurodegenerativen Erkrankungen und *Epilepsie*, über Autoimmunerkrankungen wie *multiple Sklerose, Arthritis,* und *Diabetes* bis hin zu *Schizophrenie* und Krebs. Wo CBD auf welche Weise tatsächlich wirkt, das ist nach heutigem Forschungsstand nicht bei allen der genannten Anwendungsbereiche eindeutig.

Die im Folgenden aufgeführten Details zu den Anwendungsgebieten basieren zum Teil auf den ersten Forschungsergebnissen an Mensch, Tier und Zellkulturen. Es gibt allerdings auch klinisch bewiesene Wirkungen am Menschen. Das beste Beispiel dafür ist das Arzneimittel *EPIDIOLEX®*, das auch in Deutschland bereits für spezielle Erkrankungen zugelassen wurde. Demnach darf *EPIDIOLEX®* zur Behandlung von seltenen und schwer behandelbaren Formen der *Epilepsie* (Lennox-Gastaut-Syndrom, Dravet-Syndrom) und *tuberöse Sklerose* vom Arzt verschrieben werden. Der Zulassung dieses Arzneimittels liegen klinische Studien an Patienten mit eben diesen Indikationen zugrunde. Seine erwiesene Wirkung verdeutlicht die krampf- und spastikhemmende Eigenschaft von CBD.

In der Wissenschaft und insbesondere in der modernen Medizin sind bemerkenswert viele sehr professionelle Studien nötig, bis man von einer „erwiesenen Wirkung" (im Fachjargon: als „klinische Evidenz" oder „evidenzbasierte Medizin") spricht. Da die Forschung im Bereich *„Cannabis* als Medizin" und in dieser Hinsicht insbesondere zum Thema „CBD als Heilmittel" noch relativ jung ist, gibt es eben auch noch nicht allzu viele Studien zu dessen vielfältigen Eigenschaften. Man kann heute allerdings bereits einige hochwertige Studien zur Heilwirkung von CBD an Mensch und Tier vorweisen, die noch weitere Anwendungsbereiche als „nur" die von *EPIDIOLEX®* aufzeigen. Im Folgenden ist es nicht mein Anspruch, der klinischen Evidenz gerecht zu werden, vielmehr möchte ich einen Blick auf das enorm große Potenzial werfen, das CBD für unsere Gesundheit bereithält. Mit weiterer Forschung werden sich neue Erkenntnisse ergeben: Einige potenzielle Anwendungsbereiche werden vermutlich wegfallen, sehr wahrscheinlich werden aber neue hinzukommen und sich die Wirkung in bisherigen Anwendungsbereichen bestätigen.

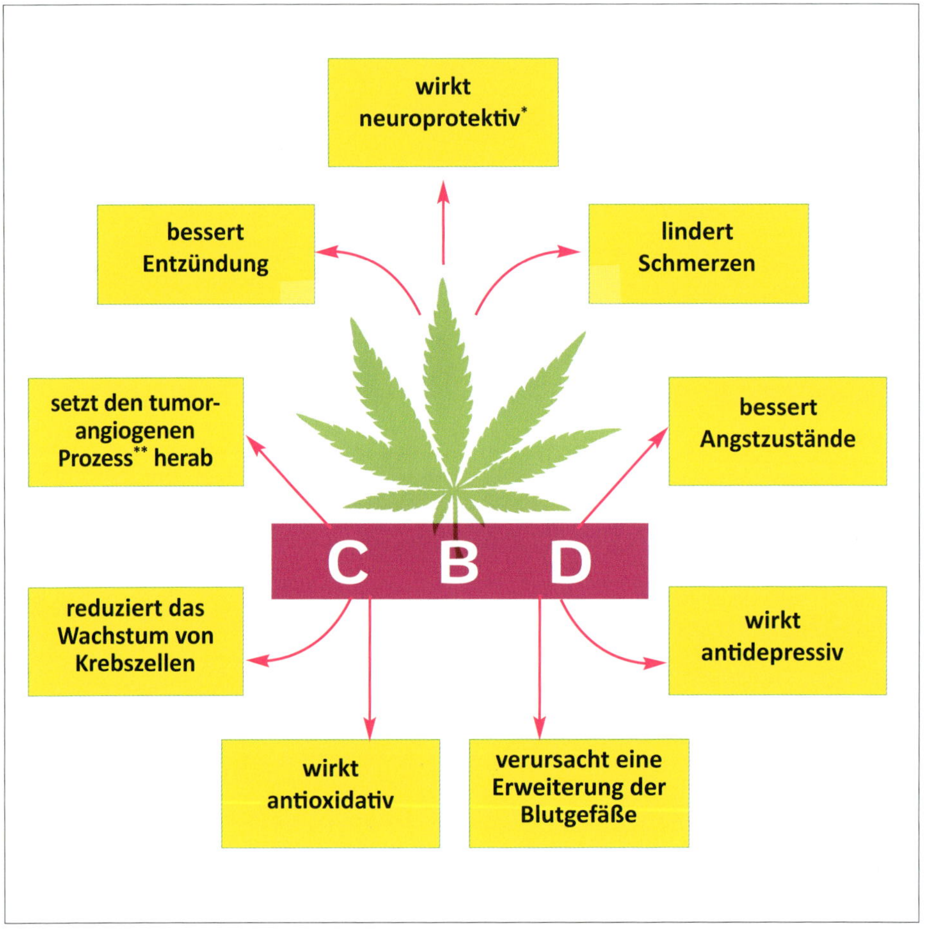

Die vielfältigen positiven Wirkungen von CBD auf unsere Gesundheit

* Bewahrt Nervenzellen und Nervenfasern durch pharmakologische oder molekularbiologische Methoden vor dem Absterben

** Prozess, mit dem Tumore ihre Versorgung mit Sauerstoff und Nährstoffen sicherstellen

CBD gegen Schmerzen anwenden

Ein Hauptgrund, warum immer mehr Menschen Cannabidiol ausprobieren, ist dessen enormes Potenzial zur Schmerzlinderung. Laut einer amerikanischen Studie aus dem Jahr 2019 mit 97 Patienten, die an chronischen Schmerzen litten, trug ein CBD-reicher Hanfextrakt zur Schmerzreduktion bei bzw. half, den Opiatgebrauch bei den chronischen Schmerzpatienten zu senken. Mehr als die Hälfte der Patienten (53 Prozent) senkte die Dosis ihrer Medikamente oder setzte sie innerhalb von 8 Wochen, nachdem sie den Hanfextrakt in ihr Behandlungsprogramm aufgenommen hatten, ganz ab. Darüber hinaus berichteten fast alle CBD-Anwender (94 Prozent) von einer Verbesserung der Lebensqualität, wahrscheinlich mitverursacht durch verbesserten Schlaf.

Nicht nur die orale Einnahme von CBD-Öl, sondern auch die äußerliche Anwendung von CBD kann Schmerzen lindern. So zeigte eine jüngere Studie, die Ende 2019 veröffentlicht wurde, dass CBD-Öl, wenn es auf die Haut aufgetragen wird, bei peripheren neuropathischen Schmerzen hilfreich sein kann. In dieser placebokontrollierten Studie wurde 29 Patienten mit einem Durchschnittsalter von 68 Jahren, die unter symptomatischer peripherer Neuropathie litten, entweder ein Produkt mit 250 Milligramm Cannabidiol oder ein Placebo verabreicht. Es kam zu einer statistisch signifikanten Reduzierung der Schmerzintensität, der stechenden Schmerzen, der Kälte und des Juckreizes in der CBD-Gruppe im Vergleich zur Placebogruppe, und das ohne unerwünschte Nebenwirkungen.

In einer weiteren placebokontrollierten polnischen Studie aus dem Jahr 2019 mit 60 Patienten, die an muskulären (*myofaszialen*) Schmerzen im Gesicht litten, reduzierte die äußerliche Anwendung von Cannabidiol auf der Haut signifikant die Schmerzen und die Muskelaktivität

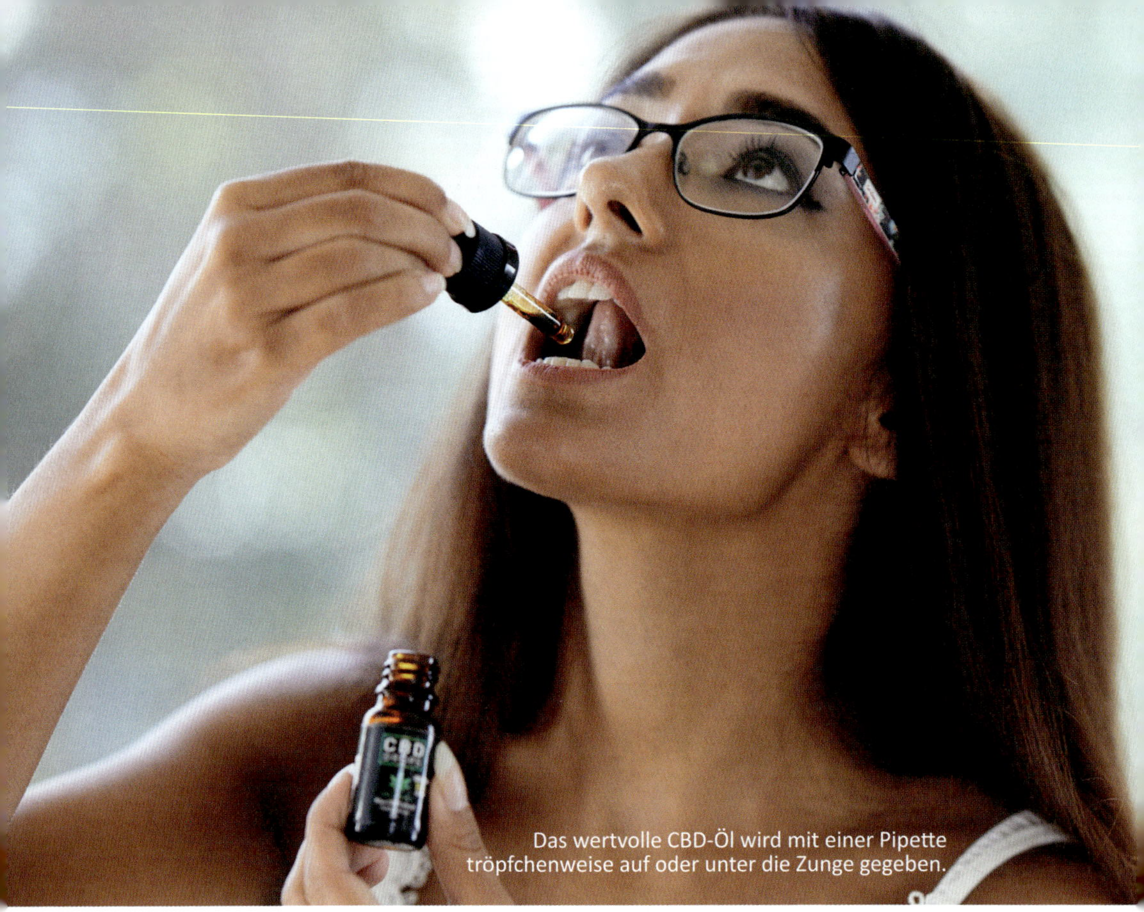

Das wertvolle CBD-Öl wird mit einer Pipette tröpfchenweise auf oder unter die Zunge gegeben.

des betroffenen Gesichtsmuskels. Die Schmerzreduktion betrug 70 Prozent in der CBD-Gruppe im Vergleich zu 10 Prozent in der Placebogruppe. Diverse Studien an Ratten und Mäusen aus den Jahren 2013 bis 2018 deuten ebenfalls auf eine schmerzlindernde Wirkung von CBD. Cannabidiol konnte bei den Tieren in diesem Kontext insbesondere neuropathische (nervenbedingte) Schmerzen und durch Chemotherapie induzierte Schmerzen lindern sowie die Schmerzwahrnehmung positiv beeinflussen. Hierbei wurde auch deutlich, dass die Vorstufe von CBD, das CBDA (siehe Seite 32 ff.), eine lindernde Wirkung bei neuropathischen Schmerzen und Entzündungen bei Ratten hatte.

CBD in Kombination mit THC als *Cannabis*-basiertes Medikament (wie beispielsweise das Nabiximols-haltige Medikament *Sativex®* als Mundspray) kann auch Tumorschmerzen wirksam behandeln helfen, insbesondere dann, wenn die Patienten nicht auf Opioide ansprechen. In der entsprechenden Studie aus dem Jahr 2010 wurde deutlich, dass ein reines THC-basiertes Medikament ohne CBD nicht dieselbe effektive Wirkung gegen Schmerzen erzielte wie die Arznei *Sativex®*. Das weist wiederum darauf hin, dass eine Synergie von Cannabinoiden eine deutlich bessere Wirkung hat als einzelne Cannabinoide.

Erfahrungsberichte von Anwendern*

„Seit Oktober 2019 leide ich unter Schmerzen in der Hüfte. Die Ärzte konnten mir nicht sagen, woran es liegt. Ich habe keine Medikamente verschrieben bekommen und wollte ungern pharmazeutische Schmerzmittel einnehmen, weil ich die nicht gut vertrage. Ich bin online auf CBD als Mittel gegen Schmerzen aufmerksam geworden und habe ein bekanntes 10-prozentiges CBD-Öl getestet, ohne Erfolg. Im Dezember habe ich damit begonnen, abends 1 gestrichenen Teelöffel eines Vollspektrum-Hanfextrakts mit 5 Prozent CBD einzunehmen. Seitdem sind die Schmerzen verschwunden. Als Test habe ich den Hanfextrakt noch einmal abgesetzt, wonach die Schmerzen wiedergekommen sind. Nun nehme ich den 5-prozentigen Vollspektrum-Extrakt regelmäßig und bin wieder schmerzfrei damit."

Maria H., 44 Jahre, aus München

* Alle im Buch abgedruckten Erfahrungsberichte stammen von Menschen, die ich persönlich angesprochen habe und die mir ihr Einverständnis gegeben haben, dass ich ihre Geschichte hier verwenden darf. Mir wurde versichert, dass zum Zeitpunkt des Interviews keine der Personen, die hier ihre Erfahrungen mit CBD schildern, CBD-Produkte verkauft oder in CBD-/*Cannabis*-Unternehmen investiert ist.

*„Mir hat CBD sehr gut geholfen. Ich habe mit 10-prozentigem CBD-Vollspektrum-Öl begonnen und nach kurzer Zeit bin ich auf 15-prozentiges Öl umgestiegen. Bereits nach etwa einem Monat hatte ich keine Abszesse (*Hidradenitis superativa*) mehr und meine durch* Fibromyalgie *und* Arthritis *bedingten Schmerzen sind kaum noch da. Zudem geht es mir auch mental besser. Ich habe keinerlei depressive Verstimmungen mehr, bin tagsüber wacher und kann mich besser konzentrieren, was daran liegen mag, dass sich meine Schlafqualität verbessert hat. Ich habe das Gefühl, mit CBD wesentlich erholsamer zu schlafen. Diese neue Lebensqualität grenzt für mich an ein Wunder. Ich konnte das zu Anfang kaum glauben und hatte das CBD dann noch einmal abgesetzt, weil ich wissen wollte, was passiert, wenn ich es nicht weiter einnehme. Leider waren all meine Zipperlein in nicht einmal 2 Wochen ohne CBD wieder da. Seitdem nehme ich wieder regelmäßig Cannabidiol ein und möchte es nicht mehr missen."*

Michaela H., 50 Jahre, aus Duisburg

„Ich bin 70 Jahre alt und grundsätzlich gesund. Mitte 2018 bekam ich unerwartet einen Schnappdaumen und war damit bei meinem Orthopäden. Er hat mir Voltaren® *(mit Diclofenac-Suspension, 46,5 Milligramm, 2-mal täglich oral) verschrieben und meinte, ich solle das Medikament 14 Tage lang einnehmen, und wenn das nicht helfe, käme eine OP infrage. Das Medikament half nicht – obwohl ich bis dahin mit Diclofenac gute Erfahrung gemacht hatte. Einige Wochen später habe ich erstmals von CBD gehört und dass es gut gegen* Arthritis *sei. So bin ich gleich zu* DM *gegangen und habe 5-prozentiges CBD-Öl gekauft. Angefangen habe ich mit 2-mal täglich 3 Tropfen CBD-Öl. Die Symptome des Schnappdaumens, der allgemeine Gelenkschmerz und die Steifheit, waren am nächsten Tag weg! Dann habe*

ich die Dosis langsam reduziert auf 1-mal täglich 3 Tropfen und später habe ich nur noch 3 Tropfen jeden 2. Tag eingenommen. Seit 6 Monaten nehme ich wieder 1-mal täglich 3 Tropfen ein. Mit dem Schnappdaumen habe ich keine Probleme mehr. Das CBD wirkt zudem eindeutig gegen meine Arthritis *bedingten Schmerzen und die Steifheit in meinen Händen, dem Knie und dem Sprunggelenk (nach der Operation einer Sprunggelenksfraktur)."*

Mark F., 70 Jahre alt, aus Köln

CBD bei Migräne einsetzen

Die Verwendung von *Cannabis* zur Behandlung von Kopfschmerzen reicht Hunderte von Jahren zurück und ist derzeit unter Patienten, die medizinisches *Cannabis* einnehmen, relativ weitverbreitet. In einer Online-Umfrage aus dem Jahr 2016 mit knapp 1500 *Cannabis*-Patienten gaben mehr als ein Drittel der Teilnehmer an, es zur Behandlung von Kopfschmerzen und Migräne zu verwenden. Zusammenfassend wurde eine durchschnittliche Abnahme des Schweregrads der Kopfschmerzen um 3,6 Punkte (auf einer 10-Punkte-Skala) nach Einnahme verzeichnet. An anderer Stelle berichteten 40 Prozent der *Cannabis*-Patienten über eine positive Wirkung sowie von einer Abnahme der Häufigkeit der Migräneanfälle um etwa 4 bis 10 Anfälle pro Monat. Eine weitere Studie aus dem Jahr 2017 zeigte, dass etwa zwei Drittel der Patienten nach Beginn der Einnahme von *Cannabis* andere Migräne-Medikamente reduzieren konnten.

Bei eben zitierten Untersuchungen wurde allerdings ausschließlich medizinisches *Cannabis* – meistens über Inhalation – verwendet.

Was sagen uns diese Ergebnisse nun über die Wirkung von CBD bei Migräne? Ein gedanklicher Vergleich der Wirkung von inhalierten medizinischen *Cannabis*-Blüten und oral eingenommenen CBD ist zwar nahe-

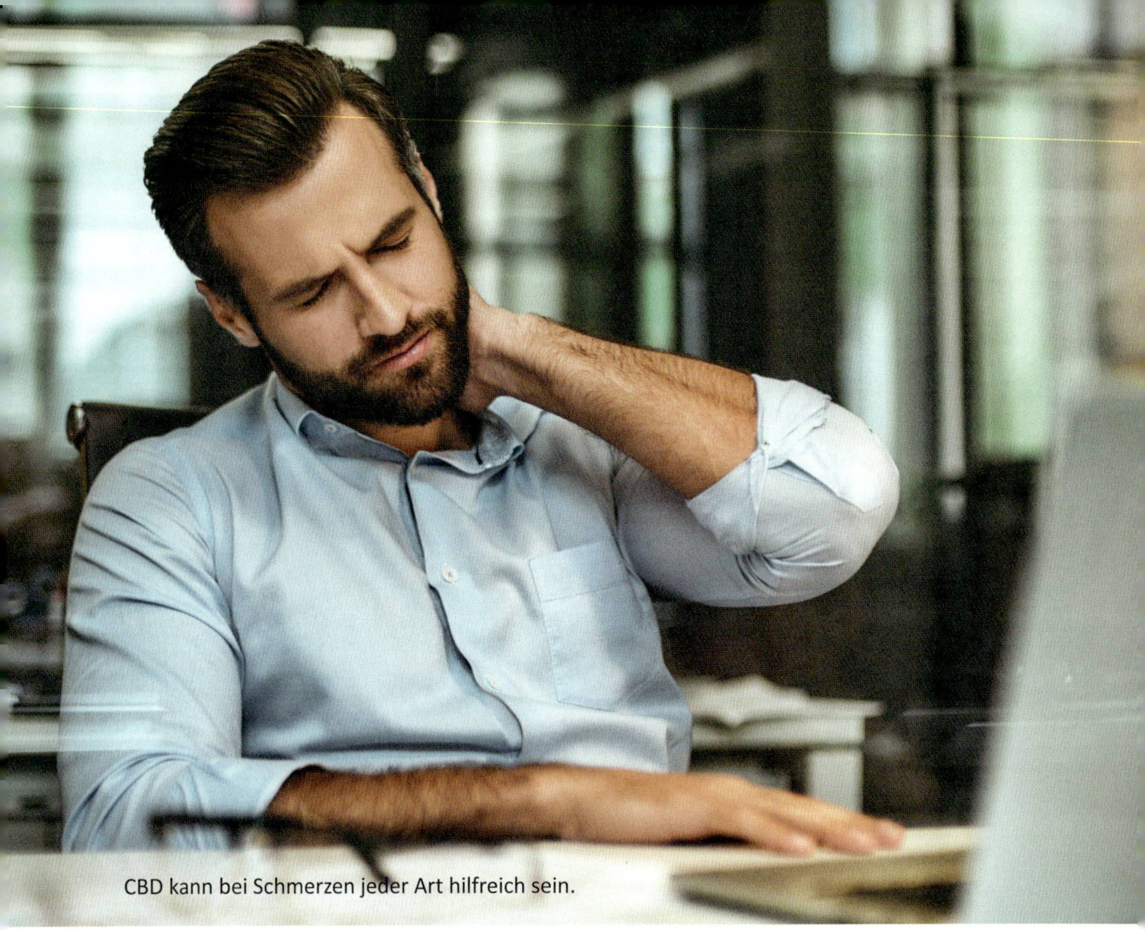

CBD kann bei Schmerzen jeder Art hilfreich sein.

liegend, hinkt aber leider, da der größte Unterschied vor allem im THC-Gehalt liegt. Zudem ist die Zusammensetzung von CBD-Ölen und -Extrakten auch ohne THC bereits sehr unterschiedlich. Ein CBD-Vollspektrum-Extrakt, der noch geringe Mengen an THC enthält, kommt den medizinalen *Cannabis*-Blüten meiner Ansicht nach auch wegen der Vielfalt der enthaltenen sekundären Pflanzenstoffe am nächsten. Nach aktuellem Stand meiner Recherche fehlen bislang noch Studien, die einen zuverlässigen Schluss über die Wirkung von CBD bei Migräne und Kopfschmerzen zulassen. Das heißt aber nicht, dass CBD hier nicht helfen kann, denn es ist ja auch immer Bestandteil von medizinischem *Cannabis*.

Erfahrungsbericht eines Anwenders

„Jahre lang hatte ich immer wieder vielfältigste Probleme mit meiner Gesundheit. Seit geraumen 30 Jahren leide ich u. a. unter Schlafproblemen und häufigen Migräne-Anfällen. Ich denke, dass die Hauptgründe für viele meiner Leiden langjähriger Stress und berufsbedingte anstrengende Nachtschichten sind. Über Facebook *wurde ich auf die gesundheitlichen Wirkungen von CBD aufmerksam und wollte es unbedingt ausprobieren. Bereits nach der ersten Anwendung mit 1 Tropfen CBD-Öl vor dem Zubettgehen konnte ich besser ein- und durchschlafen und morgens erholter in den Tag starten! Nach wenigen Wochen täglicher Anwendung hatte ich keinerlei Migräne-Anfälle mehr.*

Meine Migräne ist nun praktisch weg. Ich habe mit einem 5-prozentigen CBD-Öl angefangen und bin dann umgestiegen auf einen 5,7-prozentigen Vollspektrum-Extrakt, den ich jetzt täglich einnehme. Auch eine Schleimdrüsenentzündung unter der Zunge heilte bei regelmäßiger Anwendung mit 2-mal 1 Tropfen des Extrakts ab. Mein Asthma ist ebenfalls besser geworden, seitdem ich CBD einnehme. Für die Psyche erhoffe ich mir ebenfalls Besserung.“

Michael B., 56 Jahre, aus München

CBD für einen erholsamen Schlaf nutzen

Die Forschung zu Hanf und seiner Wirkung zur Verbesserung der Schlafqualität steckt noch in den Kinderschuhen, und eine Metaanalyse aus dem Jahr 2017 berichtet, dass die bisherigen Studien zu sehr gemischten Ergebnissen führten: So könnte CBD eine vielversprechende Hilfe bei Störungen des REM-Schlafverhaltens bringen und eine übermäßige Schläfrigkeit am Tag vermindern, während THC mit posttraumatischer Belastungsstörung (PTBS) einhergehende Albträume lindern und auch den Schlaf bei Patienten mit chronischen Schmerzen verbessern kann.

INFO

Den Zusammenhang verstehen: Der REM-Schlaf und unser Gedächtnis

Die REM-Schlafphase ist durch schnelle und unregelmäßige Bewegungen der Augen charakterisiert. Sie beeinflusst neben der Stressregulierung auch die Informationsverarbeitung. Vermutlich ist kognitives Lernen eng mit dem REM-Schlaf gekoppelt und viele Versuchspersonen zeigen bei andauerndem REM-Schlafentzug neben Lern- und Konzentrationsschwierigkeiten auch Gedächtnisprobleme.

Andere Ergebnisse ergab eine hochwertige Studie mit 27 gesunden Personen aus dem Jahr 2018, in der die Wirkung von 300 Milligramm Cannabidiol über 2 Nächte getestet wurde. Untersucht wurde der Schlaf-wach-Zyklus, allerdings ohne signifikante Verbesserung. Diese Untersuchung führte zu dem Schluss, dass CBD die normale Schlafarchitektur nicht verändert.

In einer Datenerhebung aus dem Jahr 2018 mit 409 Personen, die unter Schlafstörung litten, konnte CBD dagegen aus subjektiver Sicht der Teilnehmer effektiver helfen als THC. Es wurde die Bewertungen des Schweregrads der Schlaflosigkeit vor und nach der Verwendung verschiedener Sorten von medizinischen *Cannabis*-Blüten mit einem unterschiedlichen Gehalt an CBD und THC über Inhalation aufgezeichnet. Die Probanden dokumentierten Ihren Gebrauch von *Cannabis* und die subjektive Wahrnehmung

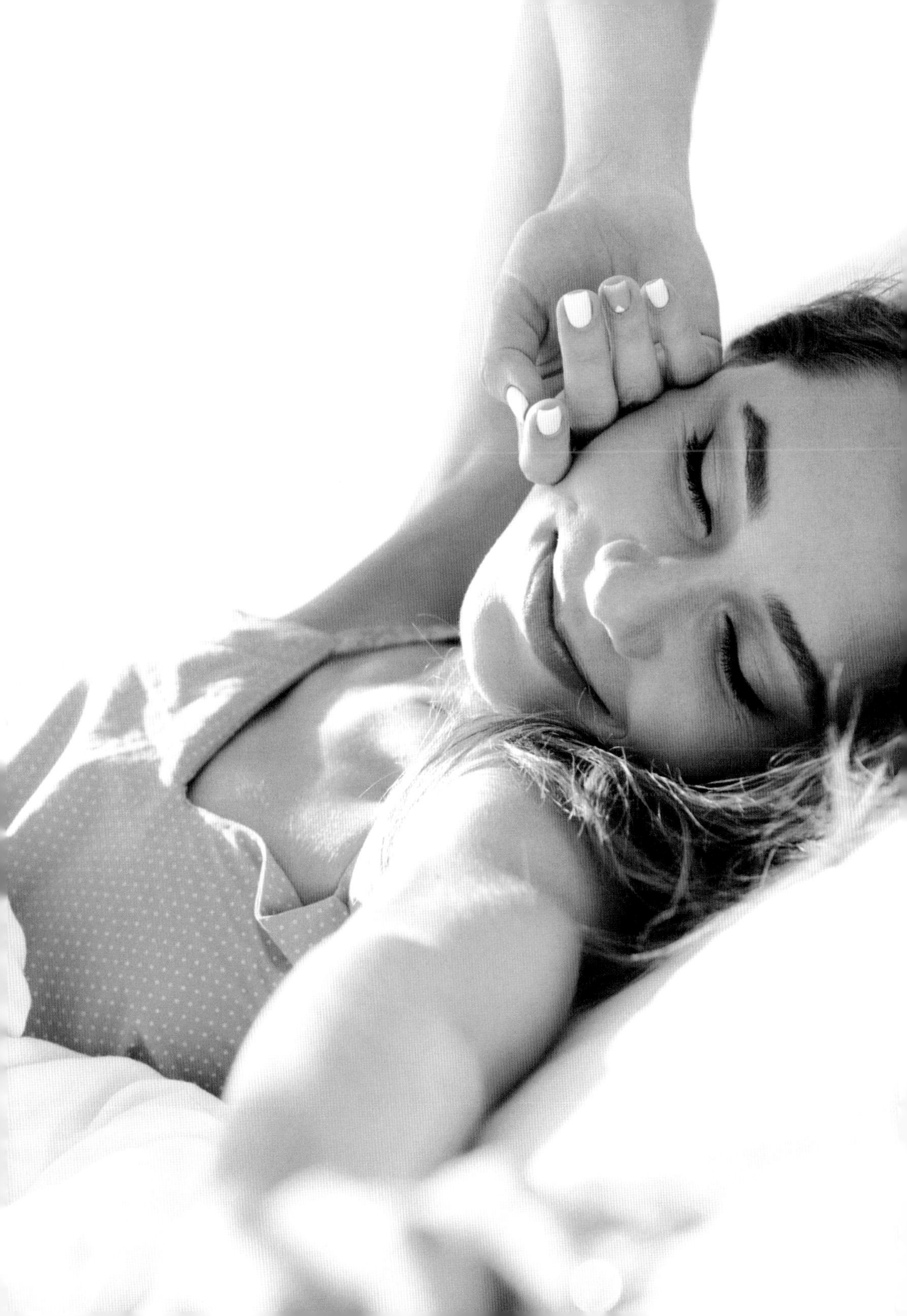

von dessen Wirkung über eine App*. Hieraus ergab sich, dass verschiedene *Cannabis*-Sorten unterschiedlich effektiv geholfen haben und insbesondere die Sorten mit höherem CBD-Gehalt am häufigsten als hilfreich empfunden wurden. Eine statistische Auswertung aus dem Jahr 2015 machte ebenfalls deutlich, dass 81 Erwachsene in Kalifornien, die nach eigenen Angaben unter Schlaflosigkeit und Einschlafstörungen litten, bevorzugt *Cannabis*-Sorten mit signifikant höheren CBD-Konzentrationen verwendeten. 14 Teilnehmer gaben an, dass medizinisches *Cannabis* ihre Albträume gelindert habe.

Als zweifacher Vater kenne ich die Nebenwirkungen von Schlafentzug. Bei mir äußert es sich in Konzentrationsschwäche, Dünnhäutigkeit, Mutlosigkeit und natürlich in Müdigkeit tagsüber, was insgesamt zu einer verminderten Leistungsfähigkeit führt. Ich habe für mich festgestellt, dass es kaum einen größeren positiven Einfluss auf meine Leistungsfähigkeit gibt als guten Schlaf, er hilft mehr als Fitness und gesunde Ernährung. So mancher kennt das Phänomen, irgendwann trotz enormer Müdigkeit nicht mehr einschlafen zu können. Hier helfen mir 1 bis 2 Tropfen eines 5-prozentigen CBD-Vollspektrum-Extrakts vor dem Schlafengehen, um wieder besser ein- und durchzuschlafen.

Erfahrungsbericht einer Anwenderin

„Ich leide seit 15 bis 20 Jahren an Fibromyalgie *und damit einhergehend unter unterschiedlichsten Schmerzen, die auch zu Schlafstörungen führen. Mein Mann hat mir erzählt, dass ich nachts sehr unruhig schlafe und teilweise sogar ‚Aua' sage. Ich nehme täglich* PALEXIA®, Novalgin® *und Ibuprofen ein. Ich*

* Die *Releaf App* ist im *Apple App Store* und auf *Google Play* erhältlich.

musste wirklich viele Schmerzmittel einnehmen und wollte diese wenigstens ein wenig reduzieren ... So empfahl mir mein Bruder vor rund 5 Jahren CBD. Ich begann mit einem 5-prozentigem CBD-Vollspektrum-Öl und einer Dosierung von 2-mal täglich 5 Tropfen. Bereits nach wenigen Tagen stellte ich fest, dass ich wesentlich weniger Novalgin® *und Ibuprofen brauchte und deutlich besser schlafen konnte.*

Nach ein paar Wochen CBD-Einnahme entstand allerdings eine sehr heftige Müdigkeit. Ich habe dann im Internet gelesen, dass sich CBD nicht mit blutdrucksenkenden Mitteln verträgt. Also habe ich diese Medikamente einfach weggelassen, was sich als Fehler herausstellte. Ich musste sogar ins Krankenhaus wegen stark erhöhten Blutdrucks. Dort ließ ich mich von den Ärzten neu einstellen mit meinem Medikament. Bezüglich der Müdigkeit als Wechselwirkung von CBD mit blutdrucksenkenden Mitteln war den Ärzten leider nichts bekannt und sie vermuteten, dass es sich bei der Müdigkeit um einen Placebo-Effekt handelte.

Nach einiger Zeit startete ich dann einen erneuten Anlauf mit CBD. Ich wollte einfach nicht mehr so viele Schmerzmittel jeden Tag einnehmen. Mein Blutdruckmittel habe ich weiter eingenommen, wobei ich mich bis heute mit CBD und Blutdrucksenker nicht allzu müde fühle. Seitdem nehme ich statt 3-mal 1 Tablette nur noch 1-mal 1 Tablette 600er-Ibuprofen und statt 3- bis 4-mal 30 Tropfen nur noch 2- bis 3-mal 30 Tropfen Novalgin® *täglich. CBD-Öl nehme ich nun 2-mal täglich 7 Tropfen. Allgemein kann ich berichten, dass insbesondere mein Schlaf erholsamer geworden ist und ich wieder beweglicher bin, seitdem ich CBD verwende. Ich denke, die bessere Schlafqualität macht, dass ich tagsüber weniger gestresst bin, was wiederum meine Schmerzempfindlichkeit verringert. Ich habe festgestellt, dass diese steigt, wenn ich gestresst bin. Ich möchte hier noch betonen, dass CBD kein Allheilmittel ist und man schon vorsichtig sein sollte wegen eventueller Wechselwirkungen mit anderen Medikamenten und der Versuchung, diese einfach wegzulassen.*

Anja J., 50 Jahre, aus Essen

CBD zur Reduzierung von Ängsten verwenden

Die Frage, ob CBD psychoaktiv wirke oder nicht, ist nicht so einfach zu beantworten, denn: Die meisten Menschen, mit denen ich über eine „psychoaktive Wirkung" sprach, verstehen darunter berauschende Effekte, die mit Drogenkonsum bzw. mit der Wirkung von THC in Verbindung stehen. Man könnte allerdings auch bei CBD von einem „psychoaktiven Effekt" sprechen, nur in einem etwas anderen, eben nicht berauschenden Sinne. CBD kann einen Einfluss auf unser Gefühlsleben haben. Tatsächlich legen sowohl erste Studien mit Tieren und auch mit Menschen angstlösende Eigenschaften von CBD nahe. So führte CBD bei Nagetieren mitunter zum Abbau von Muskelverspannungen, es reduzierte Unruhe, Konzentrationsstörungen und verbesserte soziale Interaktionen bei Angst und Stress.

Eine Studie aus dem Jahr 2015 kommt zu dem Schluss, dass vorklinische Daten aus Tierstudien eindeutig eine Wirksamkeit von CBD bei der Reduzierung von Ängsten belegen. Die bisherigen experimentellen Ergebnisse der Studien an Menschen stützen die vorklinischen Befunde. Eine Studie aus dem Jahr 2011 mit 10 männlichen Patienten zwischen 20 und 33 Jahren zeigte, dass CBD bei sozialen Angststörungen die Angst der Patienten signifikant verringerte. Das limbische und das paralimbische System – die Areale im Gehirn, die für unsere Emotionen zuständig sind – reagierten nachweislich auf CBD, was sich durch Computertomografie feststellen ließ.

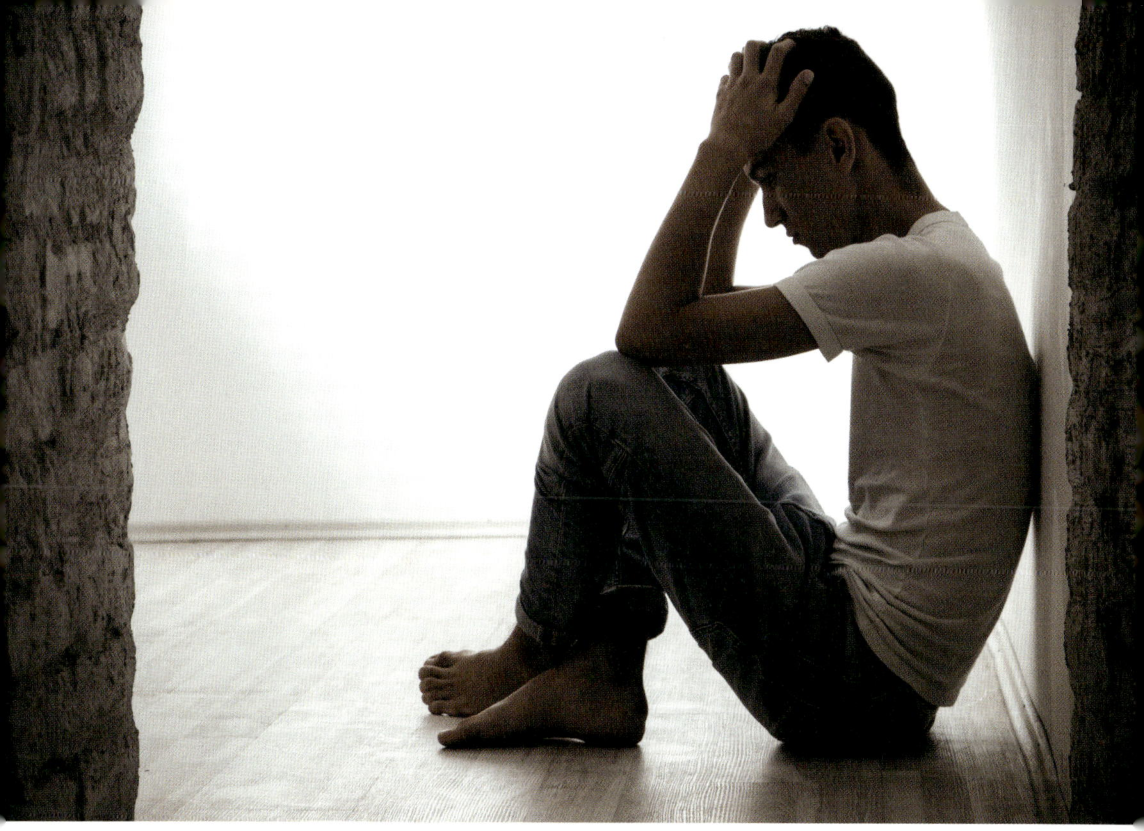

Erfahrungsbericht eines Anwenders

„Seit etwa 20 Jahren leide ich unter einer Wahrnehmungsstörung die schleichend entstand. Es gibt ein paar Ursachen, die bei mir für die Krankheitsentstehung infrage kommen, doch woher genau ich diese Erkrankung habe, ist nach wie vor ungeklärt. Die Symptome sind schwer zu beschreiben; bei mir äußern sie sich darin, dass ich täglich unter Panikattacken und starkem Schwindel leide, die mit einem merkwürdigen Gefühl der Selbstauflösung in Zusammenhang stehen. Es ist, als würde sich der Geist vom Körper trennen, was intensive Angstgefühle mit sich*

* Bezeichnet als „DP/DR“, „DP“ für *Depersonalisation* und „DR“ steht für Derealisation

bringt. Ich konnte meine Wohnung aus diesen Gründen etliche Jahre lang nicht verlassen. Wenn ich meine Schwester besuchen wollte, die nur wenige Straßen von mir entfernt wohnt, musste ich mich zeitweise aufgrund des massiven Schwindels und der Angst von Laterne zu Laterne hangeln und bin auf der kurzen Strecke mehrfach kollabiert.

Vor ein paar Jahren bin ich zufälligerweise über meine Schwester auf Cannabidiol aufmerksam geworden. Sie hatte es wegen ihrer Fibromyalgie *gegen ihre Schmerzen ausprobiert. Ich habe mich im Internet zum Thema „CBD" schlau gemacht und es dann wegen der angeblich angstlösenden Eigenschaften auch einmal ausprobiert. Das erste CBD-Produkt, dass ich einnahm, war ein 5-prozentiges CBD-Vollspektrum-Öl. Die 3-mal 5 Tropfen täglich führten dazu, dass ich bereits meine Panik nach sehr kurzer Zeit deutlich besser unter Kontrolle bekommen konnte. Das CBD schenkt mir innere Ruhe, die mich wiederum befähigt, die Situation neu bewerten zu können. Daher kommt die Panik nicht mehr so extrem stark hoch wie früher. Meine Anfälle sind noch nicht geheilt, aber die Intensität ist wesentlich schwächer geworden dank CBD.*

Als es zu Lieferengpässen bei der CBD-Marke meiner Wahl kam und ich einige Tage nichts einnehmen konnte, stieg die Intensität der Panik wieder an und mein Zustand verschlechterte sich. Um dem vorzubeugen, wandte ich mich an einen regionalen Nutzhanfbauer der mir seither regelmäßig getrocknete Pflanzenteile zur Verfügung stellt, womit ich mir mein CBD-Öl selbst herstellen kann. Dazu nehme ich Nutzhanfblüten und lege sie 1 bis 2 Tage in hochprozentigen medizinischen Alkohol ein. Danach lasse ich den Alkohol durch Erhitzung verdampfen und verdünne den fertigen Auszug mit Bio-Olivenöl. Mein Rezept enthält geschätzt etwa 3 Prozent CBD. Ich nehme täglich 3-mal 5 Tropfen davon ein.

Zwischenzeitlich hatte ich auch mal den Versuch unternommen, CBD-Liquid mit einer E-Zigarette zu inhalieren, was mir aber nicht gut bekam. Ich mag das schnelle An- und Abfluten der Wirkung nicht, ich bevorzuge eine konstante und niedrige Wirkung und bleibe deshalb bei der oralen Einnahme meines selbst hergestellten Öls. Ich weiß, dass CBD nicht bei jedem gleich gut hilft, aber mir hat es ein neues Leben geschenkt."

Andre J., 42 Jahre, aus Essen

CBD bei epileptischen Anfällen einsetzen

Die Apothekerin Angela Raab schreibt in ihrem *Weißbuch Cannabis*, dass das körpereigene Cannabinoid-System bei Krankheiten wie Epilepsie in Schieflage geraten sei. So komme es, dass die Nervenzellen des Gehirns während eines epileptischen Anfalls eine scheinbar endlose Aktivität triggerten und so eine Art „Neuronen-Gewitter" verursachten. Sie beschreibt weiterhin, dass so etwas vorkommen könne, wenn es dem Körper entweder an Endocannabinoiden mangele oder aber zu wenige Cannabinoid-Rezeptoren im Gehirn vorhanden seien. Moderne Antiepileptika gäben hier zwar bereits Hilfestellungen, aber ein Drittel der *Epilepsie*-Kranken würden trotz der Medikamente nicht anfallsfrei. Frau Raab deutet darauf hin, dass Endocannabinoide den Weg zu neuen Therapien weisen könnten und derzeit fieberhaft nach innovativen Medikamenten geforscht werde.* Durch das Arzneimittel *EPIDIOLEX®* ist bekannt, dass CBD u. a. bei seltenen Formen von *Epilepsie* (*Lennox-Gastaut-* und *Dravet-Syndrom*) helfen kann.

Eine Übersichtsstudie aus dem Jahr 2019 berichtet, dass Cannabidiol in diesem Kontext mitunter eine Verringerung der Anfälle um 50 Prozent

* Angela Raab: *Weißbuch Cannabis,* Seite 51 ff.

bei gleichzeitiger Erhöhung der Lebensqualität der Patienten bewirkt. Einige wenige Patienten wurden sogar komplett Anfallsfrei durch die Einnahme von CBD. Cannabidiol wird daher als eine effektive neue Option betrachtet, insbesondere in Kombination mit anderen Medikamenten wie solchen, die den Wirkstoff *Clobazam* (ein Benzodiazepin) enthalten, für die Zusatzbehandlung von schwer behandelbaren epileptischen Anfällen bei Dravet- und Lennox-Gastaut-Syndrom. CBD ist darüber hinaus auch vielversprechend bei der Behandlung anderer Formen von *Epilepsie*, allerdings sind hier noch weitere Forschungen erforderlich, um Genaueres sagen zu können.

CBD bei Tic-Störungen anwenden

Die Neurologin und Psychiaterin Frau Prof. Dr. Kirsten Müller-Vahl legt ihren wissenschaftlichen Schwerpunkt bereits seit den 1990er-Jahren auf die Erforschung des Tourette-Syndroms. So hat sie an der Medizinischen Hochschule Hannover (MHH) die Tourette-Sprechstunde eingeführt, die anderen universitären Einrichtungen seither als Vorbild dient. „Die Tourette-Sprechstunde der Medizinischen Hochschule Hannover versteht sich als Angebot für Menschen, bei denen eine Tic-Störung oder ein Tourette-Syndrom besteht oder vermutet wird. Wir beraten und behandeln Menschen jeden Alters, d. h. Kinder ebenso wie Erwachsene."*

Aber was sind Tics oder Tic-Störungen eigentlich genau? Das Team der *Tourette*-Arbeitsgruppe der Klinik für Psychiatrie, Sozialpsychiatrie und Psychotherapie an der MHH beschreibt, dass Tics rasche, wiederholte Be-

* Siehe *www.mhh-tourette.de/ambulanz*

wegungen oder Lautäußerungen sind, die plötzlich und unerwartet einsetzen und keinem erkennbaren Zweck dienen sowie keinem klaren Rhythmus folgen. Tics können

- sich in Körperbewegungen und/oder durch Laute, Worte oder Ausrufe zeigen;
- einfach, ruckartig und schnell ausgeführt werden oder komplex, umständlich oder absichtsvoll wirken;
- einzeln, mit kurzen oder langen Pausen, aber auch in Serien auftreten.

Häufig sind Tics für die Betroffenen nicht nur einfach unangenehm, sondern stark einschränkend oder sogar selbstgefährdend, sodass der Leidensdruck der Betroffenen sehr hoch sein kann. Ich persönlich bewundere die Betroffenen, wie sie ihren Alltag trotz solch starker Einschränkungen meistern. Und ich ziehe den Hut vor dem Engagement der Fachkräfte in diesem Bereich und finde es besonders interessant, dass sich Frau Müller-Vahl und ihr Team intensiv der Forschung an medizinalem *Cannabis* für Tic-Störungen bzw. Tourette-Syndrom widmen. Die Studie CANNA-TICS ist eine Untersuchung der Wirksamkeit von *Cannabis*-basierten Medikamenten in der Behandlung von Tics an der MHH.*

„Seit einigen Jahren mehren sich Hinweise darauf, dass das Tourette-Syndrom erfolgreich mit *Cannabis* bzw. *Cannabis*-basierten Medikamenten behandelt werden kann. Die seit Anfang 2018 in unserer Klinik gestartete Studie ist eine große multizentrische Studie** zur Untersuchung der Wirk-

* Kontakt bei Teilnahmewunsch – Fon: 0049 (0) 5 11/5 32 55 27, E-Mail: *canna-tics@mh-hannover.de*

** Eine klinische Prüfung (Studie), die an verschiedenen Studienzentren gleichzeitig durchgeführt wird, wodurch es eine hohe Anzahl an Studienteilnehmern gibt

samkeit des *Cannabis*-basierten Medikaments *Sativex®* (Nabiximols*) zur Behandlung von Menschen mit Tic-Störungen bzw. *Tourette-Syndrom*. *Sativex®* ist ein Mundspray, das in Deutschland bereits für die Behandlung der Spastik bei Patienten mit *multipler Sklerose* zugelassen ist."**

Neben *Sativex®*, das THC und CBD enthält, kann wohl auch bei manchen Betroffenen bereits ein CBD-Vollspektrum-Öl gut helfen.

Erfahrungsbericht einer Anwenderin

*„Seit meiner Kindheit, leide ich an einer Tic-Störung (*Tourette-Syndrom*), die über die vielen Jahre und im Erwachsenenalter immer schlimmer wurde. Ich schreie dabei keine lauten Wörter oder Ausdrücke heraus, sondern leide an motorischen sowie vokalen Tics***. Für mich selbst sind diese Tics sehr, sehr belastend, weil sie wirklich stark ausgeprägt sind und ich mich oft vor meinen Mitmenschen dafür schäme. Erst seit etwa 6 Jahren bin ich deswegen in ärztlicher Behandlung und nehme Medikamente ein. Leider gibt es aber kein Medikament, das bei Tourette zu einem kompletten Ausbleiben der Tics führt, zumindest kommen die Tics mit den Medikamenten aber etwas weniger häufig vor. Trotzdem bleiben die Häufigkeit und die Intensität meiner Tics tages- und von den Umständen abhängig. Wenn ich mich z. B. unwohl fühle, gestresst oder nachdenklich bin, sind die Tics sehr ausgeprägt und treten häufig auf.*

* Als Arzneistoff verwendete Pflanzenextraktmischung aus den Blättern und Blüten der Hanfpflanze (*Cannabis sativa L.*)

** Siehe *www.mhh-tourette.de/forschung*

*** Äußern sich bei Tourette in Räuspern, durch Lautwiederholungen, manchmal durch Aussprechen obszöner Wörter

Neben meinen Tic-Störungen bin ich seit einigen Jahren auch schwer psychisch erkrankt. Aufgrund negativer Erfahrungen in meiner Kindheit und Jugend leide ich seit mehreren Jahren an einer posttraumatischen Belastungsstörung, habe Depressionen, eine Sozialphobie sowie eine Angststörung mit Panikattacken entwickelt. Natürlich bin ich in ärztlicher und therapeutischer Behandlung. Aber geholfen hat bisher nicht viel.

Vor etwa 4 Jahren bin ich durch meinen besten Freund auf CBD-Öl aufmerksam geworden. Anfangs habe ich mir mehrfach 5-prozentiges CBD-Vollspektrum-Öl im Internet bestellt. Später bin ich dann umgestiegen auf ein 5-prozentiges CBD-Vollspektrum-Öl, das durch Alkoholextraktion hergestellt wurde und mir wesentlich besser hilft. Ich kann ganz klar sagen, dass mir CBD ein besseres Leben geschenkt hat. Ich nehme täglich mindestens 3-mal 3 Tropfen ein. Wenn ich das Haus verlassen muss, weil ich beispielsweise einen Termin habe, nehme ich zusätzlich noch 3 Tropfen ein, bevor ich losgehe.

Vor CBD ging es mir sehr, sehr schlecht. Ich hatte so schwere Depressionen, dass meine Gedanken permanent kreisten und ich mir oft die Frage gestellt habe, wie es wäre, mein Leben zu beenden. Ich konnte das Haus nicht mehr allein verlassen. Ich konnte keinen Laden betreten, zu keinem Arzt gehen, ohne heftige Panikattacken zu bekommen. Es war wirklich eine schlimme Zeit. Selbst mit meinem Hund habe ich mich nicht mehr allein auf die Straße getraut, weil ich Angst hatte, Menschen zu begegnen. Dann kam das CBD-Öl in mein Leben. Seitdem kann ich wieder aus dem Haus gehen, ich kann wieder ganz allein einkaufen, zu Arztterminen u. v. m. gehen, ohne dass ich große Angst oder Panik verspüre.

CBD-Öl hilft mir also wirklich gegen meine Ängste und meine Panikattacken und auch gegen meine schweren Depressionen und das Kreisen der Gedanken. Seit ich regelmäßig CBD-Öl einnehme, habe ich nie wieder über

Selbstmord nachgedacht und auch das Kreisen der Gedanken ist weg. Ich bin nicht mehr so niedergeschlagen und meine Grundstimmung ist viel besser. Aber auch gegen das Tourette hilft es mir sehr. Ich konnte feststellen, dass CBD-Öl, wenn ich es regelmäßig einnehme, meine Tics um einiges weniger häufig auftreten lässt. Ganz verschwunden sind sie natürlich nach wie vor nicht, und es kommt, wie gesagt, auch immer auf die Situation und die Umstände an, aber ich kann bestätigen, dass die Tics mit CBD um einiges weniger häufig auftreten. Ich bin überglücklich damit und möchte es wirklich nie mehr missen!"

Jessica H., 29 Jahre alt, aus Sachsen-Anhalt

INFO

Sativex® versus Cannabis – Eine einfache Rechnung

Noch ein Hinweis für Patienten, die *Sativex®* nicht von den Krankenkassen bezahlt bekommen. *Sativex®* enthält Nabiximols, das ist ein Fachbegriff, der einen Extrakt aus *Cannabis*-Blüten und -blättern bezeichnet. *Sativex®* ist ein Mundspray und enthält pro 0,1 Milliliter, was einem Sprühstoß entspricht, 2,7 Milligramm THC und 2,5 Milligramm CBD. 10 Milliliter *Sativex®* enthalten also 270 Milligramm THC und 250 Milligramm CBD, in einer Packung mit 3-mal 10 Millilitern landen wir bei insgesamt 810 Milligramm THC und 750 Milligramm CBD. Der Mundspray kostet in einer Hamburger Apotheke derzeit 353,60 EUR für diese Packungsgröße.*

* Stand: 20.05.2020

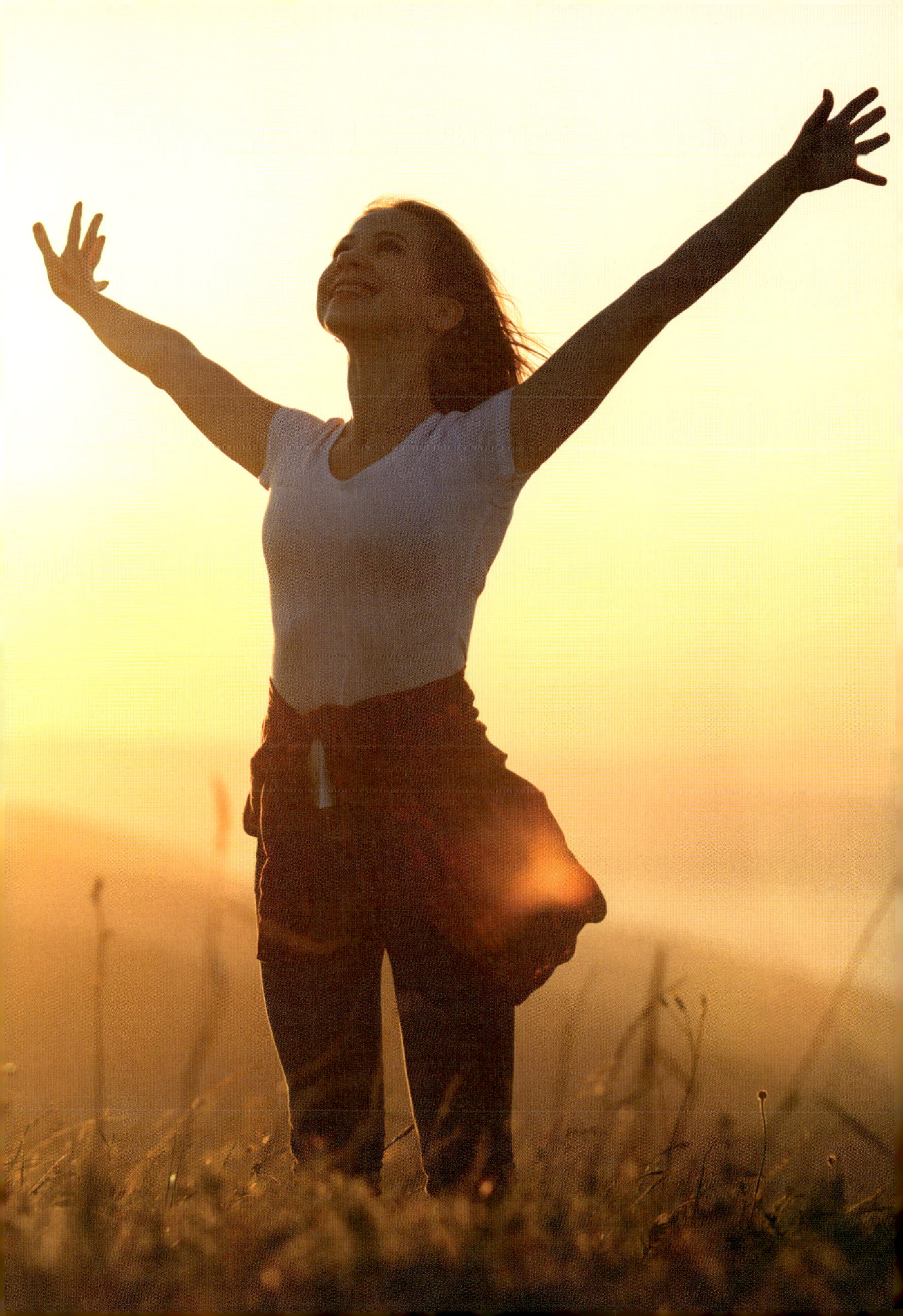

> Ein CBD-Vollspektrum-Öl mit 0,19 Prozent THC und 5 Prozent CBD in einer 10-Milliliter-Flasche liefert Ihnen 19 Milligramm THC und 500 Milligramm CBD, 2 Flaschen davon also 38 Milligramm THC und 1000 Milligramm CBD und 3 Flaschen 57 Milligramm THC und 1500 Milligramm CBD. Die gleiche Menge CBD als Nahrungsergänzungsmittel kostet derzeit* etwa 29,90 Euro, 3 Flaschen dann 89,70 Euro. Sie bekommen also deutlich mehr CBD für weniger Geld im Vergleich zu *Sativex®*.**

CBD gegen Entzündungen einnehmen

Eine Übersichtsarbeit (*Systematic Review*)*** aus Polen, die Ende 2019 veröffentlicht wurde, kommt zu dem Schluss, dass in jüngster Zeit in verschiedenen Studien an Zellkulturen und an Tieren vielfältige antioxidative und entzündungshemmende Wirkungen von Cannabidiol nachgewiesen wurden. Die Forscher fassen zusammen, dass oxidativer Stress durch eine Überproduktion an freien Radikalen ein Schlüsselelement für die Reaktion des Immunsystems auf die Bekämpfung von Krankheitserregern ist und die Gewebereparatur einleitet. Ein Übermaß an freien Radikalen kann aber auch zu Veränderungen des Stoffwechsels führen, die viele negative Aspekte mit sich bringen – beispielsweise, dass Krankheiten entstehen oder sich verschlimmern. Es wird angenommen, dass das Endocannabinoid-System für die therapeutische Modulation von oxidativem Stress bei verschiedenen

---

* Stand: 2020

** Siehe Fachinformation *Sativex®*-Spray von *Almirall Herval* zur Anwendung in der Mundhöhle; *www.cannabis-med.org/german/sativex.pdf*

*** Eine wissenschaftliche Arbeit in Form einer Literaturübersicht, die zu einem bestimmten Thema alles verfügbare Wissen aus bereits publizierter Fachliteratur sammelt, zusammenfasst und kritisch bewertet. *Reviews* können insbesondere bei quantitativen Angaben durch eine Metaanalyse (siehe Fußnote Seite 57) ergänzt werden (nach: *Wikipedia*)

Krankheiten verantwortlich ist. In diesem Zusammenhang ist Cannabidiol durch dessen Interaktion mit unserem Endocannabinoid-System ein vielversprechendes Molekül für die Behandlung entzündlich bedingter Erkrankungen. CBD beeinflusst den menschlichen CB2-Rezeptor als „inverser Agonist". Das bedeutet, dass es die Aktivität des CB2-Rezeptors herabgesetzt, was zu den entzündungshemmenden Wirkungen von CBD beiträgt.

Erfahrungsberichte von Anwendern

„Ich leide seit 14 Jahren an Morbus Crohn. *Im Laufe der Zeit kamen dann noch eine* Osteoporose *(durch das über mehrere Jahre täglich eingenommene Kortison), eine* Psoriasis *(Schuppenflechte), eine rheumatoide Arthritis und eine chronische* Gastritis *dazu. Ich hatte zwischen 10 und 20 Stuhlgänge am Tag. Auch eine Darmoperation (*Ileozökalresektion*) habe ich hinter mir, mir wurde der Übergang vom Dünndarm in den Dickdarm (*terminales Ileum*), etwa 45 Zentimeter, entnommen. Mittlerweile bin ich austherapiert, habe alle zugelassenen Medikamente gegen* Morbus Crohn *erhalten. Leider mit mäßigem bis gar keinem Erfolg. Ich hatte bei einigen sehr teuren Biologika* sehr starke und auch zum Teil akute Nebenwirkungen. Das Einzige, was mir in der Schubphase kurzzeitig immer half, war Kortison, das aber leider nicht als Dauermedikament geeignet ist.*

Da mein Darm immer nach dem Ausschleichen von Kortison wieder entzündet war, habe ich selbst begonnen zu experimentieren. Vor 4 Jahren habe ich dann angefangen, nach Alternativen zu suchen. Ich war bei etlichen Heilpraktikern und habe parallel selbst sehr viel recherchiert. Ich

* Medikamente, die mithilfe von Gentechnik in lebenden Zellen hergestellt werden. Sie wirken sehr gezielt und können Menschen mit Rheuma oder Diabetes helfen

*habe viele Dinge ausprobiert. Zum Schluss habe ich die für mich beste Kombination aus Nahrungsergänzungsmitteln gefunden – ein qualitativ hochwertiges CBD-Vollspektrum-Öl, hoch dosierte Weihrauch-Kapseln, hoch dosierte Curcumin-Piperin-Kapseln und hoch dosierte Granatapfelextrakt-Kapseln. Ich nehme täglich 3-mal 3 Tropfen eines 10-prozentigen CBD-Vollspektrum-Öls ein, außerdem 3-mal 1 Weihrauch-Kapsel (*Boswellia serrata*/470 Milligramm), 3-mal 1 Curcuma-Piperin-Kapsel (500 Milligramm Curcuma/10 Milligramm Piperin) und 3-mal 1 Granatapfelextrakt-Kapsel (500 Milligramm pro Kapsel), und das alles seit gut 2 Jahren. Nach etwa 6 Monaten kamen die ersten Erfolge, meine Entzündungswerte gingen in Richtung ‚Normbereich'.*

Ich habe dann auch auf meine Ernährung geachtet, was zu einer weiteren starken Verbesserung führte. Anschließend habe ich probeweise versucht, das CBD-Öl wegzulassen, was mich aber wieder zurückgeworfen hat. Seitdem ich 3-mal täglich wieder mehrere Tropfen Öl einnehme, sind meine Entzündungswerte alle im Normbereich. Ich bin seit etwas mehr als 2 Jahren komplett medikamentenfrei und habe 1- bis 3-mal täglich normalen Stuhlgang, womit ich bestens klarkomme. Auch meine Schuppenflechte ging fast ganz zurück. Die Gelenkschmerzen durch die rheumatoide Arthritis *sind mittlerweile auch viel weniger und erträglicher geworden. Von meiner chronischen* Gastritis *ist ebenfalls nichts mehr zu spüren.*

Ich möchte nicht sagen, dass das alles nur vom CBD kommt, wahrscheinlich ist es die Kombination aus allem, was ich täglich zu mir nehme, aber ich kann mir mein Leben ohne CBD nicht mehr vorstellen, ich kann wieder ein normales Leben führen und habe so viel an Lebensqualität zurückgewonnen."

Tobias M., 33 Jahre, aus Rülzheim

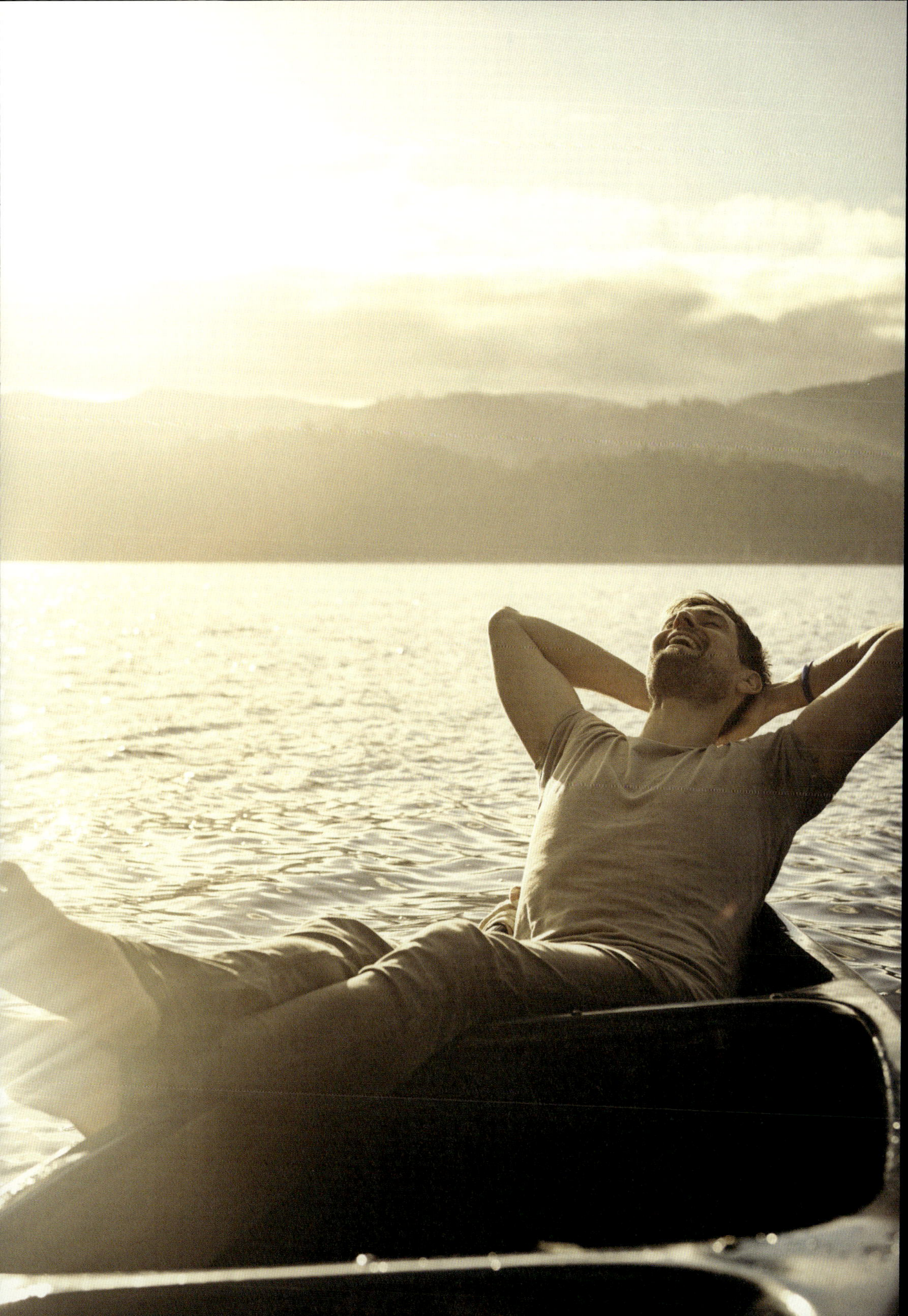

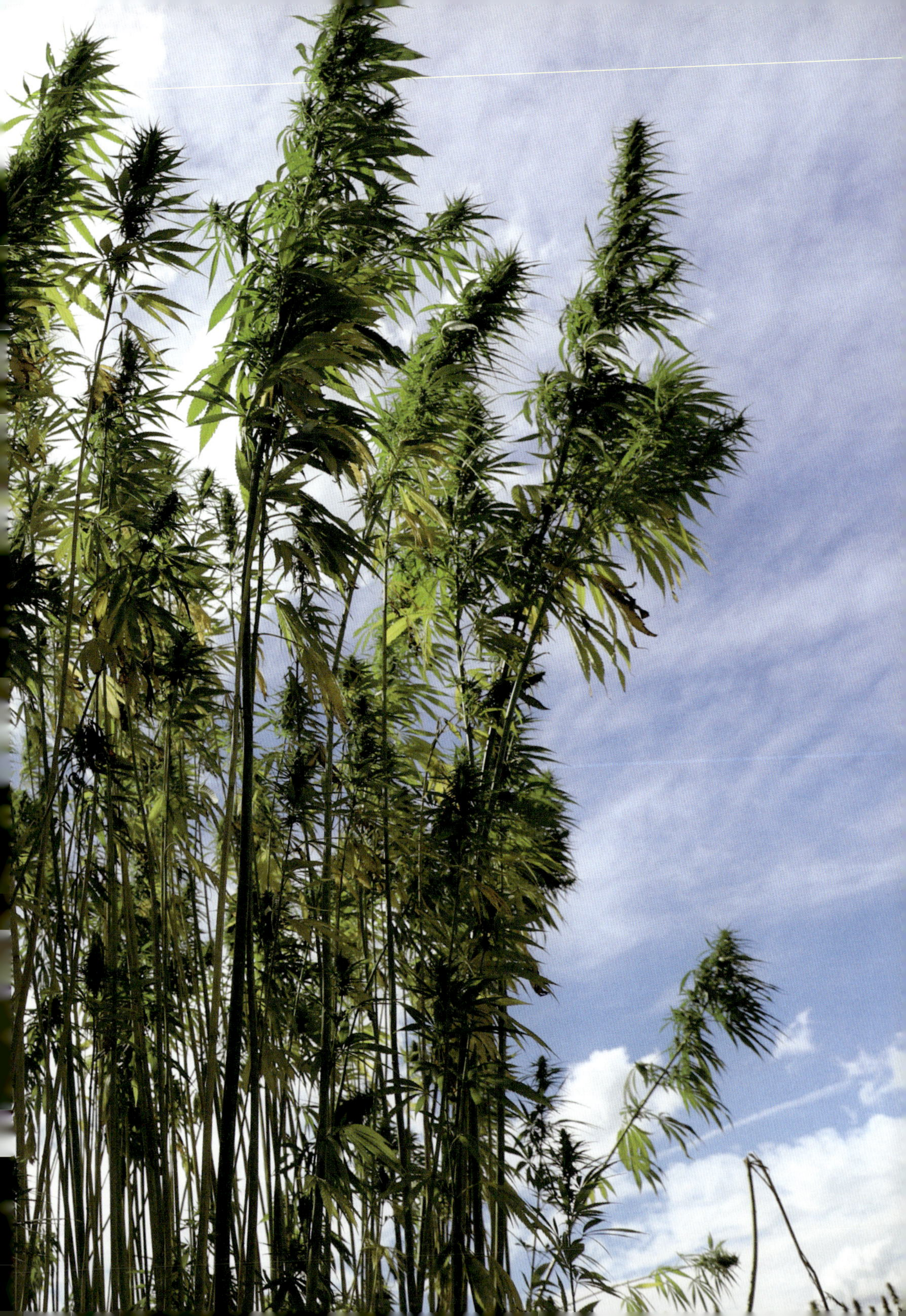

„Von Geburt an leide ich unter Asthma und Bronchitis, seit 1992 und 1994 zudem an verschiedenen Rückenleiden, die durch Unfälle verursacht wurden. Seit 2006 ist alles immer schlimmer geworden. Ich habe nun diagnostizierte Arthrose, Skoliose, Gonarthrose Grad 2, Wirbelgleiten, Spastiken, Schiefstellung der Wirbelsäule und Hüfte, was alles zu starken Schmerzen führt. Außerdem leide ich unter Depressionen und Schlafstörungen. Gegen die intensiven Schmerzen bekomme ich Morphium.

Vor etwa 6 Jahren bin ich durch Freunde, Bekannte und diverse Messen zum Thema ‚Gesundheit' auf CBD aufmerksam geworden. Damals gab es noch keinen CBD-Hype und Cannabidiol war noch sehr unbekannt. Ich hatte mir vom CBD erhofft, dass es gegen meine Schmerzen und Entzündungen hilft. Als ich begann, CBD in mein Leben zu integrieren, merkte ich sofort eine beruhigende und entspannende Wirkung, wobei ich gleichzeitig aufmerksamer und fokussierter wurde. Wenn ich die Nutzhanfblüten und -liquids verwende, merke ich außerdem oft eine leicht euphorisierende Wirkung. Zudem hilft mir CBD super gegen meine Spastik, meine arthrose- und rheumabedingten Schmerzen und gegen fast alle meine Entzündungen. Außerdem verbesserten sich die Entzündungswerte im Blut. Bei starken Entzündungen habe ich 60 Tropfen eingenommen, statt sonst 30 Tropfen, um schneller dagegen anzukämpfen. Leider muss ich gegen die Schmerzen noch immer zu Morphium greifen, allerdings wesentlich seltener als zuvor. Seit 2015/2016 nehme ich jeden Tag 30 bis 60 Tropfen 5-prozentiges CBD-Vollspektrum-Öl, selten verwende ich auch mal 25-prozentigen oder 50-prozentigen CBD-Vollspektrum-Extrakt. Teilweise fülle ich mir die Tropfen selbst in Kapseln wegen des bitteren Geschmacks, damit ich diese Mengen besser einnehmen kann. Ich verwende auch CBD-Creme für meine schmerzenden Körperstellen. Zudem rauche, verdampfe und esse ich decarboxylierte Nutzhanfblüten. Manchmal nehme ich *auch CBD-Liquid, aber nur reines Liquid aus CBD-Extrakt ohne PG-VG (PG = Propylenglykol, VG =* vegetable glycerin *bzw. pflanzliches Glyzerin)* über eine E-Zigarette zu mir.*

Bei diesen Liquids und dem Verdampfen oder Rauchen von Nutzhanfblüten ist die anflutende Wirkung am schnellsten und am stärksten. Das tut mir sehr gut so, ich brauchte aber sehr viel Liquid und Blüten, um die von mir benötigte Wirkung dauerhaft zu erzielen. Die orale Einnahme von CBD-Vollspektrum-Öl ist für mich am besten gegen meine Entzündungen, Schmerzen und meine Spastik geeignet. Ich merke hier eine starke Besserung bereits etwa 30 Minuten nach der Einnahme. Und nach der Anwendung über einen Monat und länger funktioniert CBD noch genauso gut wie anfänglich. Ich finde allerdings, dass nicht jedes CBD gleichermaßen wirkt. Ich würde generell immer ein 5-prozentiges CBD-Vollspektrum-Öl, in dem auch Chlorophyll, Terpene und andere sekundäre Pflanzenstoffe enthalten sind, empfehlen. Ich habe bemerkt, dass CBD-Öle mit purem CBD-Isolat ohne den Vollspektrum-Aspekt nicht so gut wirken. Für den Anfang würde ich empfehlen, mit 2 bis 3 Tropfen täglich zu starten und dann langsam und die Dosis dann schrittweise mit 1 bis 2 Tropfen mehr zu steigern, bis man selbst eine positive Wirkung verspürt."

David K., 33 Jahre, aus Kapfenberg/Österreich

CBD zur unterstützenden Behandlung von Krebserkrankungen nutzen

CBD zeigte in Zellkulturstudien aus den Jahren 2006 bis 2008 eine intelligente krebshemmende Wirkung, da es auf Brustkrebszellen einen schädigenden Einfluss und auf gesunde Zellen eine schützende Wirkung ausübte.

* Chemische Trägerstoffe, gesundheitlich bedenklich; siehe auch Seite 139

Weitere Ergebnisse von Untersuchungen an Brustkrebszellen zeigten, dass nicht nur CBD, sondern auch seine Säure, das CBDA (siehe Seite 32 ff.), die Streuung solcher Krebszellen hemmt. In einer entsprechenden Studie wurde erstmals gezeigt, dass neben CBD auch CBDA gesundheitlich wirksam ist. 2018 kamen Forscher erneut zu ähnlichen Ergebnissen, die zeigten, dass CBD bei mehreren Brustkrebsarten wirksam sein könnte. Es bewirkt *Apoptosen* (programmierten Zelltod) bei verschiedenen Brustkrebszellen, darunter ER-positiven und triple-negativen Brustkrebszellen*. Diese Studien sind wohlgemerkt nur an Zellen im Labormaßstab gemacht worden. Ob und wie gut CBD bei Krebs im komplexen menschlichen Organismus hilft, bleibt noch unklar. Ich habe erst vor Kurzem eine mir sehr nahestehende Freundin verloren, die an einem triple-negativen Brustkrebs verstorben ist. Sie hatte neben der klassischen schulmedizinischen Behandlung auch Alternativen wie hoch dosiertes CBD ausprobiert. Leider ohne Erfolg.

Ich möchte nicht ausschließen, dass CBD bei Krebs helfen kann. Meine derzeitige Recherche hat mir bisher aber leider noch keine stichhaltigen positiven Ergebnisse geliefert. Daher möchte ich ungern eine Hoffnung schüren, die womöglich nicht erfüllt werden kann. Derzeit wird viel daran geforscht, wie *Cannabis*-basierte Medikamente, darunter auch CBD, bei Krebs im komplexen tierischen und menschlichen Organismus wirken können. Dennoch möchte ich Ihnen hier einen Erfahrungsbericht vorstellen, der zeigt, dass CBD im Zusammenhang mit einer Krebserkrankung eine hilfreiche Rolle spielen *kann*.

* Besonders schwere Formen von Brustkrebs

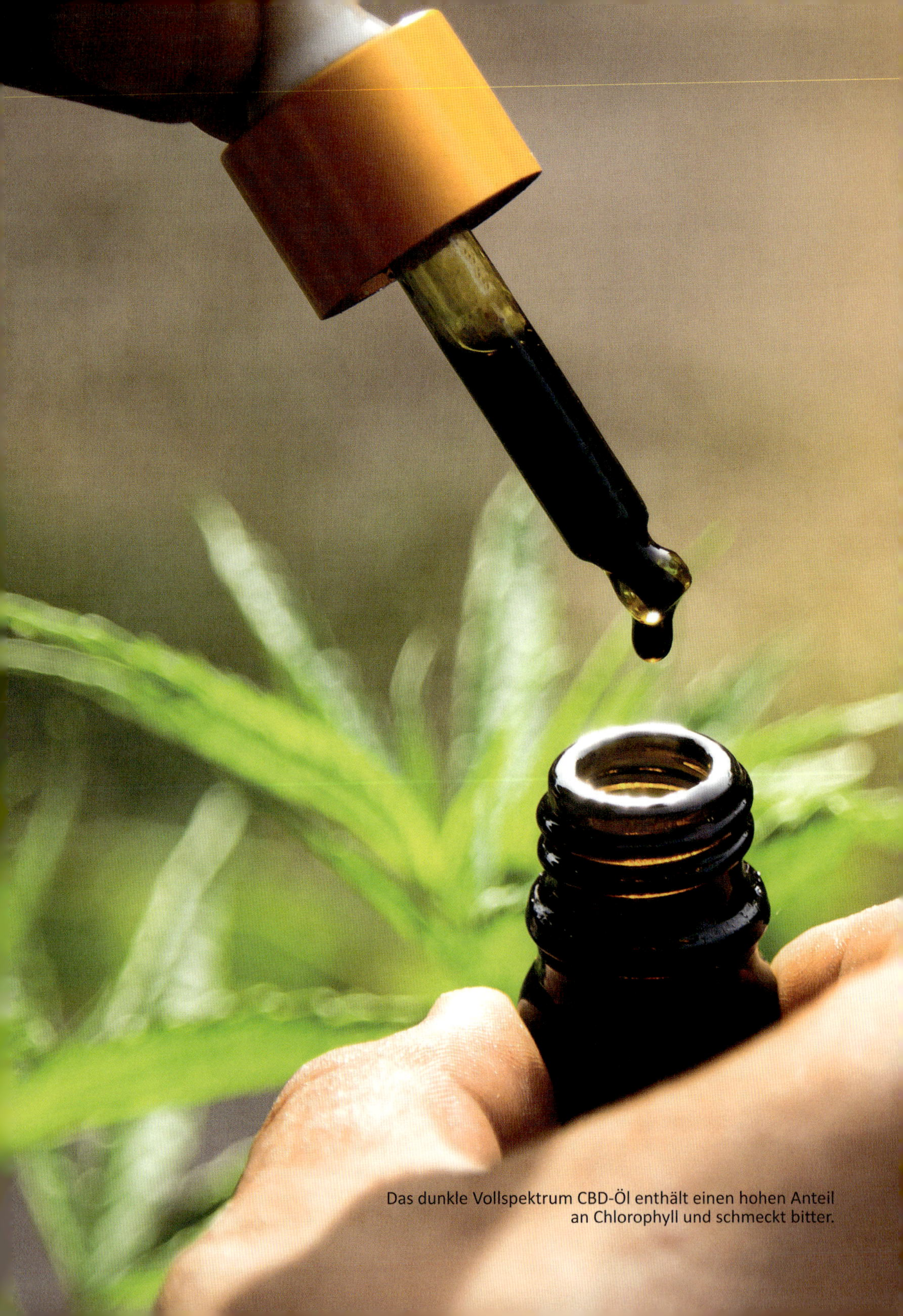

Das dunkle Vollspektrum CBD-Öl enthält einen hohen Anteil an Chlorophyll und schmeckt bitter.

Erfahrungsbericht

„Vor 2 Jahren wurde bei unserem Sohn Andres Felipe ein seltener und sehr aggressiver Krebs namens ‚diffuser leptomeningealer glioneuraler Tumor' (DLGNT) diagnostiziert. Dieser Krebs bzw. die sogenannten krebsartigen Neoplasma befinden sich im zentralen Nervensystem. Im Fall unseres Sohnes war es sehr schwierig, weil der Krebs schnell wuchs, sodass die Ärzte uns keine Hoffnung auf Heilung machten.

Er wurde zuerst nur mit Photonen- und Protonenbestrahlung therapiert und dann parallel auch mit Chemotherapie behandelt. Diese Arten von Behandlungen waren so aggressiv, dass es Andres Felipe immer schlechter ging und er nichts mehr essen konnte: Ihm war übel und er hatte keinen Appetit mehr. Unser Sohn hat in dieser Zeit wochenlang nichts gegessen. Wir haben dann auf Anraten von Freunden ein 5-prozentiges CBD-Vollspektrum-Öl gegen die Übelkeit und zur Appetitanregung ausprobiert, was auch funktioniert hat. Andres Felipe hat 4 Tropfen täglich eingenommen. CBD in Kombination mit einer gesunden, rein basischen Ernährung hat sehr positive und günstige Veränderungen gebracht. Sein Appetit verbesserte sich erheblich.

Nach Strahlentherapie, Chemotherapie und CBD ist er nun gesundheitlich wieder sehr stabil. Wir sind Gott und den Menschen, die uns geholfen und unterstützt haben, sehr dankbar. Das CBD zeigt wichtige Veränderungen in unserer Gesundheit, es hält uns stabil und verbessert den Appetit. Wir empfehlen dieses Produkt, das Menschen in diesem schwierigen Prozess hilft."

Santiago G., über seinen 10-jährigen Sohn Andres Felip, Kolumbien

INFO

Ist Heilen gesetzlich verboten?! – Martin Winklers unglaubliche Geschichte

Nicht vergessen möchte ich an dieser Stelle die erstaunliche Geschichte von Martin Winkler*, der sein Prostatakarzinom mit THC-haltigem Cannabis-Extrakt behandelt hat und seine Gesundheit dadurch nachweislich verbesserte. Er wurde vor Gericht gestellt, weil er die Hanfpflanzen bei sich zu Hause für rein medizinische Zwecke angebaut hatte. Leider hat er damit gegen das Gesetz verstoßen.

So absurd und irrational sind manche aktuell geltenden gesetzlichen Rahmenbedingungen für den Umgang mit Cannabis im medizinischen Bereich in Europa derzeit noch. Insbesondere im Hinblick darauf, dass die wissenschaftliche Gemeinschaft wegen Fördergeldmangel nicht ausreichend im Bereich „Wirkung von medizinisch angewendetem Hanf" forschen kann.

TIPPS

Möchten Sie die Forschung im Cannabis-Bereich unterstützen, dann spenden Sie bitte an den professionellen wissenschaftlichen Verein Arbeitsgemeinschaft Cannabis als Medizin e. V., kurz ACM, unter www.arbeitsgemeinschaft-cannabis-medizin.de.

Weitere Erfahrungsberichte von Menschen, die an Krebs erkrankt sind oder waren und Cannabis-Vollextrakt anwenden, finden Sie auf Youtube, wenn Sie dort „Rick Simpson Oil" als Suchbegriff eingeben.

* Den Bericht über Martin Winkler, der seinen Krebs auf natürlichem Wege – mit einem gesunden Lebensstil und *Cannabis* als Medizin – besiegt hat, können Sie nachlesen in *Die Ganze Woche, Nr. 38/2017, S. 74 f., Österreich 2017; www.ganzewoche.at/epaper/?idausgabe=453.*

Und nicht zu vergessen – Einige weitere positive Eigenschaften von CBD

CBD gilt außerdem durch seine antioxidativen Eigenschaften als schützend für neuronale Nervenzellen und Nervenfasern (neuroprotektiv). Cannabidiol kann hierdurch möglicherweise das Schlaganfallrisiko reduzieren und laut erster Studien an Mäusen aus dem Jahr 2009 die Kognition (Wahrnehmen und Erkennen) bei neuronalen Erkrankungen verbessern. Außerdem scheint es bei Übelkeit zu helfen. Terpene und Terpenoide mit schmerzlindernden, angstlösenden oder beruhigenden Wirkungen können diese Eigenschaften des CBDs ergänzen, insbesondere Caryophyllen, Linalool und Myrcen, die in der Regel in fast allen CBD-Vollspektrum-Ölen enthalten sind.

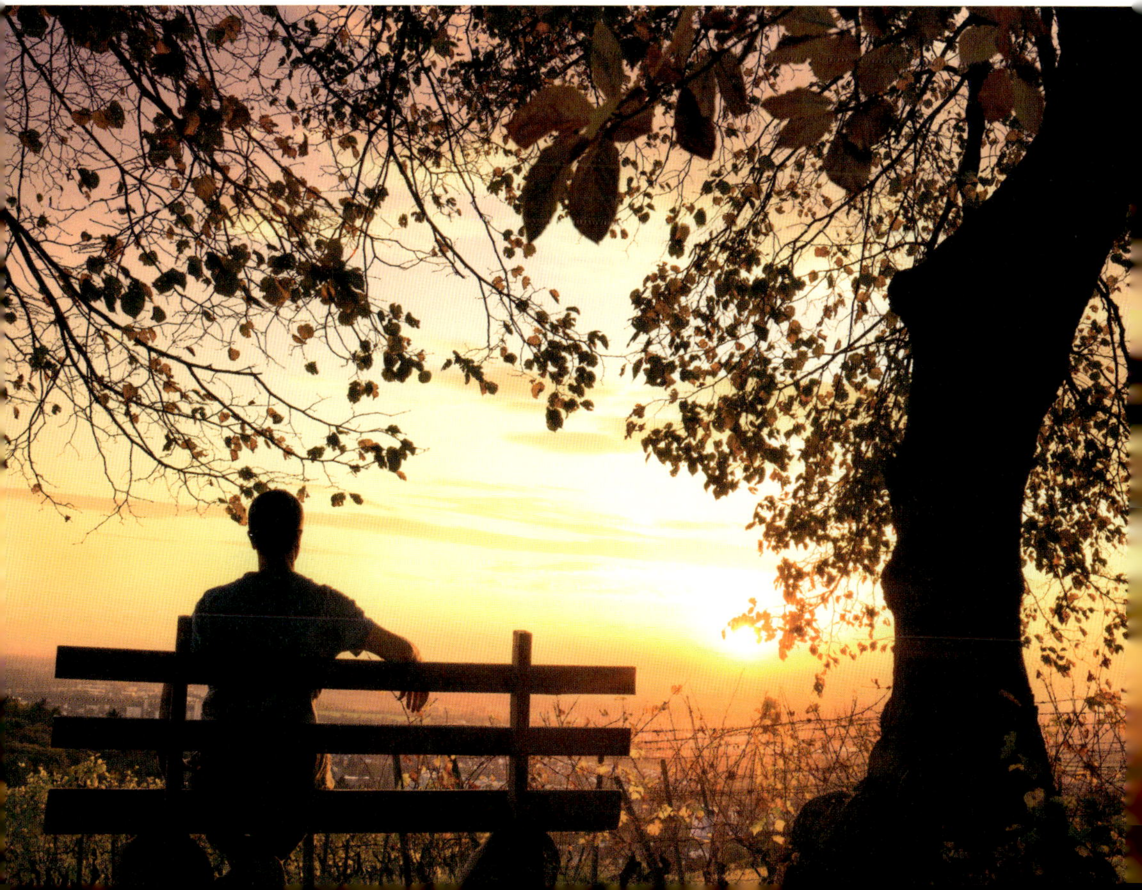

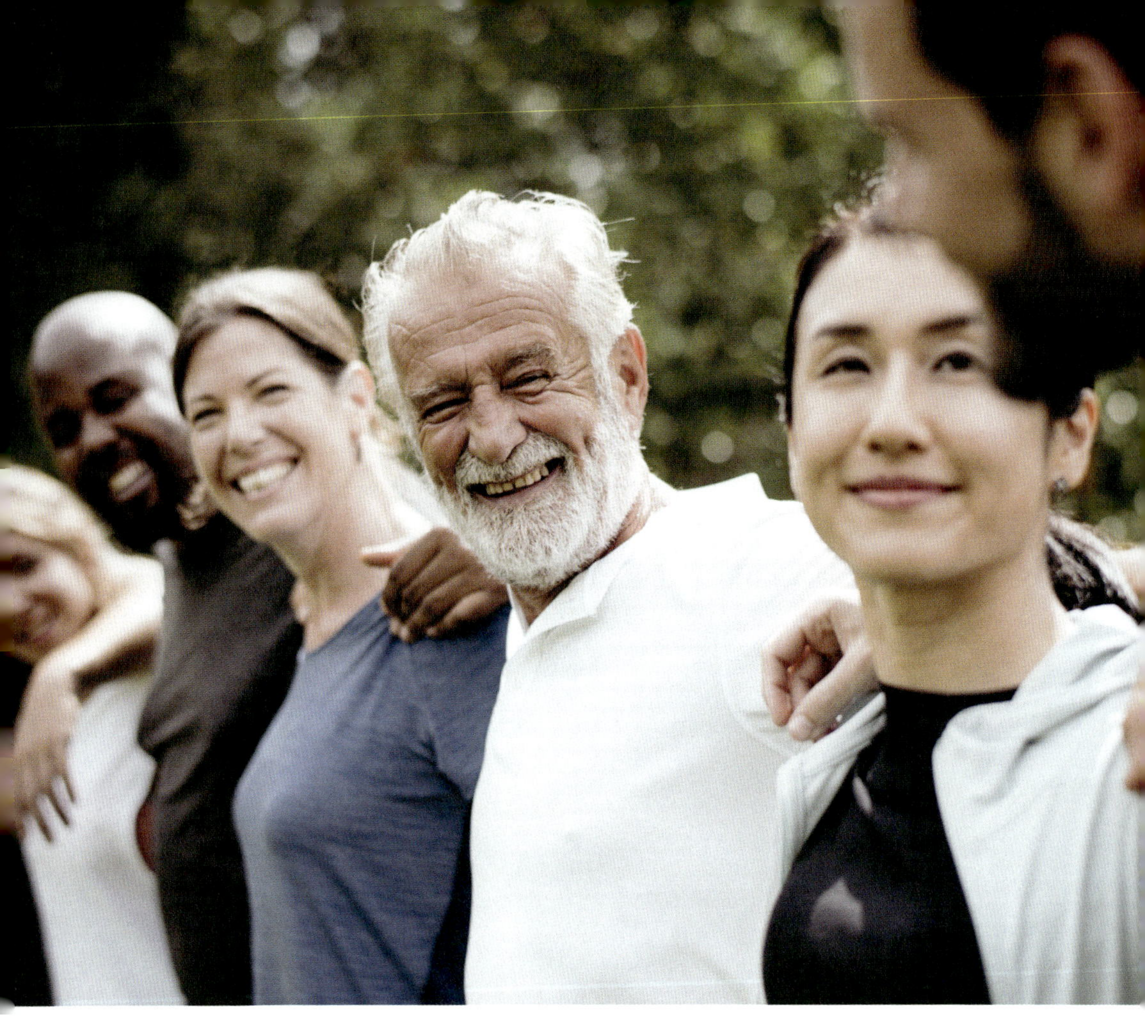

Erfahrungsbericht einer Anwenderin

„Ich bin von Beruf Kinderbetreuerin und nebenbei unterstütze ich Jugendliche, die es schwer in der Schule haben, bei ihrer Abschlussarbeit, damit sie ihre Abschlussprüfung schaffen. Im Jahre 2017 waren es insgesamt 17 Schüler, die mich gebeten hatten, ihnen zu helfen. Ein Zweier-Team hatte sich hier das Thema ‚Cannabis light' ausgesucht. Es sollte eine etwa 50-seitige Arbeit werden. Mich schockierte die Wahl des Themas zuerst einmal: Ich sollte ihnen helfen bei einer Arbeit über Drogen? Dennoch

wollte ich sie gern unterstützen und so las ich mich in das Thema ‚Cannabis' ein. Von der Entstehungsgeschichte bis zur Prohibition, ich las über die medizinischen Wirkungen, die politischen Grundlagen ... einfach alles. Nachdem ich mich in all dem belesen und auf Youtube *alle möglichen Dokumentationen angesehen hatte, war ich bass erstaunt! Ich realisierte, was die Pharmaindustrie und die Politik mit uns gemacht und wie sie uns manipuliert hatten. Denn auch ich hatte diese Pflanze bis dahin – wie viele andere Menschen auch – verteufelt.*

Zudem soll diese Pflanze auch bei ADHS helfen. Ich bin diagnostizierte ADHSlerin. Ich schluckte damals Jahre lang Ritalin®. *Außerdem musste ich Blutdrucktabletten einnehmen, weil* Ritalin® *zu hohem Blutdruck führt. Und da dieses Mittel mich außerdem nicht mehr schlafen ließ, verschrieb mir der Arzt Schlaftabletten. Meine Essgewohnheiten veränderten sich zu meinem Nachteil: Ich nahm viele Kilos zu und musste dann Cholesterintabletten einnehmen. In dieser Zeit war ich auch in den Wechseljahren und bekam von der Frauenärztin zusätzlich Hormone verschrieben. Ich war also von der Pharmaindustrie abhängig ... war nicht ich selbst. Als ich las, was* Cannabis *und Hanf mit ihren vielfältigen Wirkstoffen zu vollbringen in der Lage waren, wollte ich das unbedingt ausprobieren. Ich beschloss, von einem Tag auf den anderen alle Medikamente wegzulassen und sie durch 30-prozentiges CBD-Öl mit THC bis zu 0,9 Prozent zu ersetzen.*

Es war der 28. September 2017, als sich mein Leben veränderte. Ich nahm das CBD-Öl täglich mehrmals ein, und siehe da, es wirkte. Meine Gefühlsschwankungen waren verschwunden, ich schlief wie ein Baby und morgens war ich putzmunter, ich hatte keine Fressattacken mehr, hörte auf zu rauchen und konnte mich gut auf meine Arbeit konzentrieren. Ich begann Sport zu machen und nahm mehr als 20 Kilogramm ab. Ich hatte mit dem CBD-Öl wieder zu meiner Mitte, zu meinem natürlichen Ich gefunden. Ich bekam ein zweites Leben geschenkt.

Meine kleine Tochter litt seit der Geburt an Hautüberschuss und Ekzemen im Gesicht, wir hatten schon einen Termin im Kinderspital, um diese unter Vollnarkose entfernen zu lassen. Ich wollte es aber zuerst noch mit CBD-Öl versuchten. Ich gab ihr das Öl und cremte die betreffenden Stellen zusätzlich ein. Und siehe da, alles verschwand. Die Kinderärztin verstand die Welt nicht mehr! Meine große Tochter hat Endometriose *und bekam auch Hormone. Ich bat sie, es ebenfalls mit CBD zu versuchen. Und es half: Die Schmerzen verschwanden und ihr Hautbild verbesserte sich deutlich.*

Mein Fazit: 1. Die Natur ist unsere beste Medizin! 2. Die Natur hat großartige Kompetenzen! Natürlich möchte ich die Allgemeinmedizin nicht verteufeln, denn sie wird selbstverständlich auch gebraucht. Ich hatte das Glück, beide Seiten zu erleben, und ich muss ganz ehrlich sagen, dass es die Natur war, die mir ein zweites Leben geschenkt hat.“

Marija Z., 49 Jahre, aus Belp/Schweiz

Sie haben nun einen Überblick bekommen darüber, in welchen Bereichen CBD positive Eigenschaften auf Ihre Gesundheit haben kann.

TIPP

Wenn Sie unter einer der in diesem Kapitel beschriebenen Beschwerden leiden, probieren Sie CBD am besten einmal über einen Zeitraum von 2 bis 3 Monaten aus. Orientieren Sie sich dabei an den Dosierungen in den aufgeführten Erfahrungsberichten oder an meinen Dosierungsempfehlungen im folgenden Kapitel (siehe Seite 132 ff.).

6

CBD in der Praxis: Produkte, Dosierungen, wichtige Hinweise & Informationen

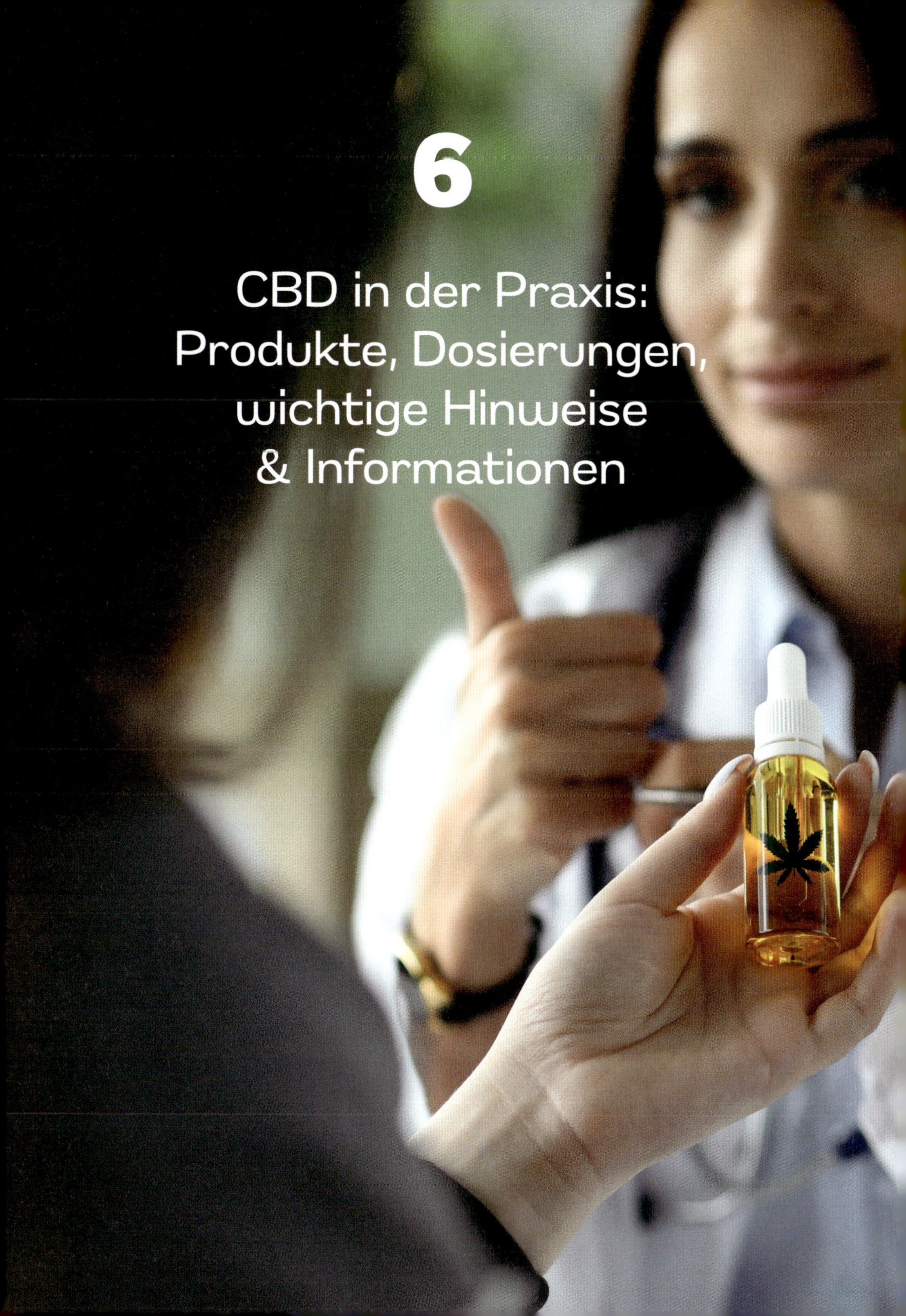

Die große Vielfalt an CBD-Produkten

Sie können CBD auf viele unterschiedliche Arten anwenden, so z. B. oral in Form von Nahrungsergänzungsmitteln. Hier gibt es

- Tropfen, die Sie mit der Pipette unter die Zunge träufeln;
- Extrakt in einer Art Spritze, mit der Sie ein paar Tropfen unter die Zunge geben. Alternativ können Sie den Inhalt auch auf einen Finger oder auf den Handrücken geben und dann ablecken;
- Mund- Spray, das Sie auf die Mundschleimhäute sprühen;
- Paste, die Sie mit einem kleinen Spatel auf oder unter die Zunge streichen;
- Kapseln zum Schlucken;
- Kaugummis, Dragees oder Bonbons zum Lutschen;
- Honig-Erzeugnisse;
- Hanfblätter- und Hanfblütentee
- und in naher Zukunft sicher noch viele weitere Möglichkeiten.

Ihr Körper kann Cannabidiol aber auch über die Haut aufnehmen, wenn Sie sich für folgende CBD-haltigen Produkte entscheiden:

- Schönheitspflege wie Kosmetik- & Pflegeprodukte aller Art (beispielsweise Gesichts- und Körpercreme, Lippenbalsam);
- Heilsalben;
- Massageöle;
- Badezusätze
- und Wirkstoff-Pflaster (CBD-Pflaster).

Es gibt tatsächlich unübersichtlich viele CBD-Öle, Liquids, Nahrungsergänzungsmittel und Pflegeprodukte, die interessant sind, und verschiedene

Wege, wie das CBD dem Körper zugeführt werden kann. Mit all den unterschiedlichen CBD-Produkten sollten Sie allerdings nicht den Überblick verlieren, wie viel Cannabidiol Ihr Körper heute bereits bekommen hat. Er kann nämlich auch zu viel CBD aufnehmen: Dosierungen von mehr als 350 Milligramm CBD pro Tag können in manchen Fällen auch Nebenwirkungen wie Durchfall, Erbrechen, Müdigkeit oder Schwindel haben. Achten Sie also genau darauf, wie viel CBD Sie täglich aufnehmen.

Sie können bei Gelenk-, Muskel- oder Hautproblemen CBD-Pflegeprodukte und Heilsalben auf die Haut auftragen oder ein CBD-Pflaster verwenden, das hilft nicht nur an der betreffenden Körperstelle, sondern dem gesamten Organismus. CBD-Pflaster zu verwenden und der tägliche Gebrauch von CBD-Pflegeprodukten können dazu führen, dass Sie nicht mehr den Überblick haben, wie viel Cannabidiol Sie Ihrem Körper zugeführt haben.

TIPP

*Falls Sie sich Gedanken darüber machen, dass Sie bei der zusätzlichen **Schönheitspflege mit Cannabidiol-haltigen Produkten** den Überblick über die Ihrem Körper zugeführte Menge an CBD verlieren, kann ich Sie beruhigen: CBD-Kaugummis, -Dragees, -Bonbons zum Lutschen sowie Wirkstoff-Pflaster, Heilsalben und Pflegeprodukte enthalten derzeit in der Regel recht wenig CBD! So ist eine Dosis von 350 Milligramm CBD pro Tag selbst dann unwahrscheinlich, wenn Sie verschiedene CBD-haltige Produkte konsumieren und anwenden.*

Antworten auf häufig gestellte Fragen - Wichtige Hinweise und Informationen

Welche Darreichungsform ist die gesündeste?

CBD in Form eines Vollspektrum-Extrakts und Vollspektrum-Öls über eine Pipette oder vegane Kapsel einzunehmen ist m. E. die gesündeste Darreichungsform. Schönheits- und Pflegeprodukte mit CBD auf der Basis von natürlichen Inhaltsstoffen, die tatsächlich die Bezeichnung „Naturkosmetik" verdienen, können ebenfalls eine sehr gesunde Darreichungsform sein.

Welche Dosierung ist die passende?

Nach Dr. Franjo Grotenhermen, dem führenden Experten in Sachen „CBD" im deutschsprachigen Raum, beträgt die niedrigste Dosis 5 Milligramm Cannabidiol pro Tag. Er schreibt weiterhin, dass eine Dosierung von 150 bis 800 Milligramm täglich durchaus üblich sei. Bestenfalls verteile man diese auf zwei Gaben – eine morgens und eine abends.* Dr. Grotenhermen orientiert sich bei seinen Empfehlungen an den Dosierungen, die in diversen Studien bei verschiedenen Indikationen gegeben wurden.

Eine Dosierung von 150 bis 800 Milligramm CBD täglich sollte meines Erachtens bereits einen deutlichen therapeutischen Nutzen bringen. Die folgende Tabelle gibt Ihnen einen groben Überblick darüber, welche Menge an CBD bei bestimmten Anwendungsbereichen sinnvoll sein kann. Diese Vorgaben sind nicht in Stein gemeißelt. Am besten finden Sie selbst die für Sie beste Dosierung. Ich persönlich nehme CBD am liebsten abends nach der Arbeit zum Entspannen ein oder unterstützend zur Regeneration nach dem Sport. Wenn ich CBD tagsüber verwende, macht es mich manchmal müde.

* Dr. Franjo Grotenhermen: *Cannabidiol – CBD. Ein cannabishaltiges Compendium*, Seite 21

CBD-Dosierungen bei bestimmten Beschwerden und Problemen

Beschwerden/ Probleme	Art der Dosierung*	CBD-Dosis pro Tag	CBD-Voll-spektrum-Öl	Menge des Produkts	Entsprechende Anzahl Tropfen pro Tag	Tropfen, verteilt auf 2 Dosen täglich
Durchschlaf-störungen, Rastlosigkeit	Mikro-Dosis	5–25 mg	10-ml-Pipettenflasche mit 5-prozen-tigem CBD (500 mg CBD)	0,1 ml (5 mg CBD)–0,5 ml (25 mg CBD)	4–20	2-mal 2–2-mal 10
Stressbeding-tes Ungleich-gewicht	Standard-Dosis	25–100 mg	10-ml-Pipettenflasche mit 5-prozen-tigem CBD (500 mg CBD)	0,5 ml (25 mg CBD)–2 ml (100 mg CBD)	20–80	2-mal 10–2-mal 40
Krämpfe, starke chronische Schmerzen	Therapeu-tische Dosis	100–800 mg	30-ml-Pipettenflasche mit 10-prozen-tigem CBD (3000 mg CBD)	1 ml (100 mg CBD)–8 ml (800 mg CBD)	40–320	2-mal 20–2-mal 160

In dieser Tabelle ist die Anzahl der Tropfen, die Sie von einem **CBD-Vollspektrum-Öl** einnehmen, leider nur ein geschätzter Wert. Wie viele Tropfen die jeweilige Menge an CBD in Milligramm (mg) umgerechnet genau enthalten, das kommt darauf an, wie viel 1 Tropfen des jeweiligen CBD-Öls wiegt. Und das Gewicht des Cannabidiol-Öls kann variieren, je nachdem, ob es sich um ein klares, fast durchsichtiges Öl oder um ein dunkles, dickflüssiges Öl handelt. In der Regel können Sie auf der Verpackung Ihres CBD-Produkts eine Angabe finden, wie viel Cannabidiol in 1 Tropfen des Öls enthalten ist und wie viele Tropfen in der Flasche sind, falls nicht, fragen Sie beim Hersteller nach.

* Siehe unter „Info“, folgende Seite

Bedenken Sie bitte, dass eine fettreiche Mahlzeit, kombiniert mit der Einnahme von CBD, dessen Bioverfügbarkeit um das Vier- bis Fünffache erhöhen kann.

TIPP

INFO

Und was kostet mich die Anwendung von CBD?

Bei einem Preis von 30 Euro für 10 Milliliter 5-prozentiges CBD-Vollspektrum-Öl (insgesamt 500 Milligramm CBD) kostet

- die Mikro-Dosis (5 bis 25 Milligramm) 0,30 bis 1,50 Euro täglich;
- die Standard-Dosis (25 bis 100 Milligramm) 1,50 bis 6 Euro täglich;
- die therapeutische Dosis (100 bis 800 Milligramm) 6 bis 48 Euro täglich.

Bei einem durchschnittlichen Preis von 50 Euro für 10 Milliliter 10-prozentiges CBD-Vollspektrum-Öl (insgesamt 1000 Milligramm CBD) kostet

- die Mikro-Dosis (5 bis 25 Milligramm) am Tag 0,25 bis 1,25 Euro;
- die Standard-Dosis (25 bis 100 Milligramm) am Tag 1,25 bis 5 Euro;
- die therapeutische Dosis (100 bis 800 Milligramm) am Tag 5 bis 40 Euro.

Wie lang sind CBD-Öle haltbar?

Die Haltbarkeit von CBD-Vollspektrum-Ölen ist überwiegend vom **Trägeröl** abhängig. Ein **Hanfsamenöl** beispielsweise enthält viele mehrfach ungesättigte Fettsäuren, die empfindlich für Oxidation durch Licht und/oder Sauerstoff sind. Wenn Sie das CBD-Öl mit Hanfsamenöl als Trägersubstanz luftdicht verschlossen – also vor Sauerstoff geschützt –, kühl

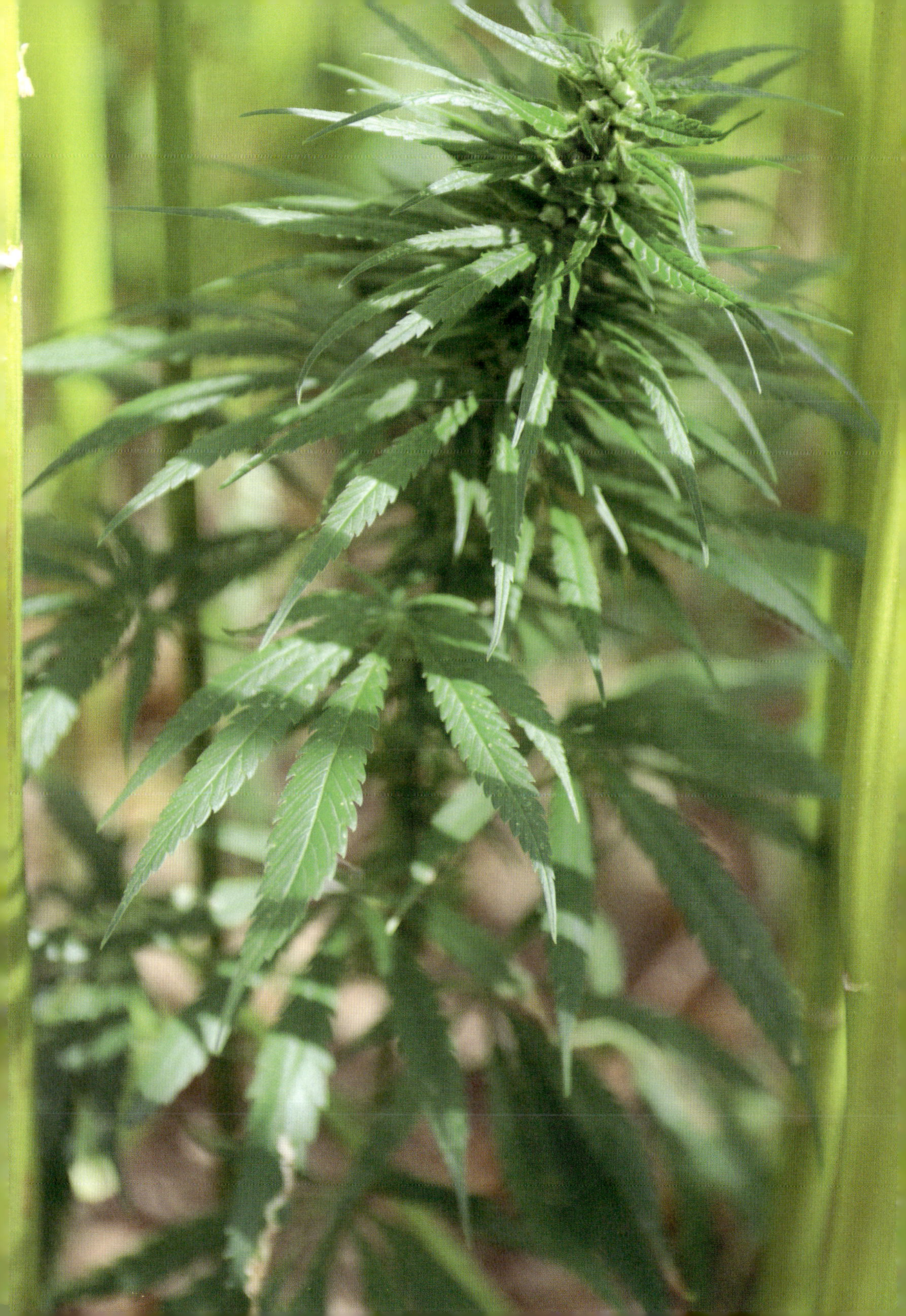

(am besten im Kühlschrank) und dunkel lagern, ist es gut 12 bis 18 Monate haltbar. Wenn Sie dieses Produkt aber häufig öffnen und schließen und ab und an sogar in der Sonne stehen lassen, ist die Haltbarkeit wesentlich kürzer. Hier ist es nun nicht so, dass das enthaltene CBD unter Licht und Wärme leiden würde, es ist das Hanfsamenöl, das zu oxidieren beginnt und ranzig wird. Nach dem Öffnen sollten Sie ein solches CBD-Öl mit Hanfsamenöl also innerhalb von 2 Monaten aufbrauchen. Achten Sie bei diesem CBD-Öl außerdem darauf, dass Sie den Deckel direkt nach der Anwendung wieder fest verschließen und das Produkt nicht direkt in die Sonne stellen.

Cannabinoide selbst, wie etwa CBD, gehören zu den sekundären Pflanzenstoffen, die mitunter antibakteriell wirken und an sich daher eine recht lange Haltbarkeit aufweisen. Ich habe Lagertests (verschlossen, kühl) mit Vollspektrum-Extrakt gemacht, das mit Hanfsamenöl vermischt war, und festgestellt, dass nach Bestätigung von einem Labor selbst nach 18 Monaten keine mikrobielle oder pilzartige Verunreinigung entstanden und der Geschmack auch nicht bitterer geworden ist. Ich nehme daher an, dass Cannabinoide und sekundäre Pflanzenstoffe in Vollspektrum-Extrakten die Haltbarkeit von Hanfsamenöl tendenziell sogar verlängern.

Ein **pures CBD-Isolat oder -Destillat** ohne Trägeröl müsste bei trockener und lichtgeschützter Lagerung sogar mehr als 24 Monate haltbar sein.

Bei dem nicht selten in CBD-Ölen verwendeten Trägeröl **MCT-Öl** (in der Regel aus Kokosfett; siehe auch Fußnote Seite 71) ist die Haltbarkeit von Natur aus länger als bei dem Trägerstoff Hanfsamenöl. In der Regel ist MCT-Öl, verschlossen und kühl gelagert, gut 24 Monate haltbar. Nach dem Öffnen sollte man ein CBD-Öl, das mit MCT-Öl vermischt wurde, aber dennoch innerhalb von 2 Monaten aufbrauchen. Achten Sie auch bei diesem CBD-

Öl darauf, dass Sie den Deckel direkt nach der Anwendung wieder fest verschließen und das Produkt im Kühlschrank lagern. Auf keinen Fall sollte es in der direkten Sonne stehen!

INFO

Zu Risiken und Nebenwirkungen …

In insgesamt 35 klinischen Studien aus den Jahren 2011 bis 2019 mit mehr als 1150 Probanden wurden Dosen von durchschnittlich 600 bis 1200 Milligramm – und sogar bis zu 3000 Milligramm – Cannabidiol pro Tag angewendet. In Bezug auf die Sicherheit wird CBD in den klinischen Studien (oral eingenommen) gut vertragen, wobei Dosierungen ab 1200 Milligramm pro Tag zu Durchfall, Erbrechen, Müdigkeit, vermindertem Appetit, Gewichtsverlust, Schwindel, Fieber und erhöhten Leberwerten führen konnten. Andere Studien zeigten solche und ähnliche Nebenwirkungen bereits bei geringeren Dosierungen von 350 Milligramm pro Tag. Jeder Mensch reagiert anders und so können Nebenwirkungen bereits bei Einnahme geringerer Mengen auftreten. Neueste Erkenntnisse deuten darauf hin, dass mit Nebenwirkungen häufiger bei kurzfristiger als bei langfristiger CBD-Einnahme zu rechnen ist.

Daten zur Pharmakokinetik und zu Wechselwirkungen mit Arzneimitteln deuten auf ein starkes Risiko von solchen Effekten hin. Und genau diese Gefahr macht die Verwendung von CBD in Kombination mit Arzneimitteln ohne Aufsicht durch medizinisches Fachpersonal riskant. Bitte verwenden Sie CBD daher nur in Rücksprache mit Ihrem Arzt, wenn Sie Medikamente einnehmen.

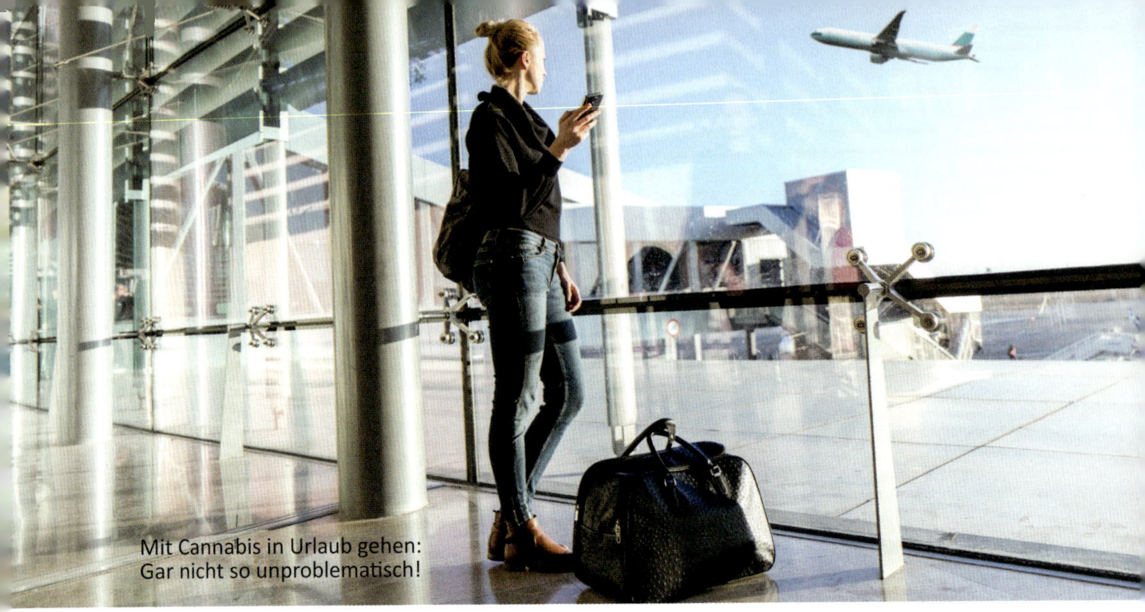

Mit Cannabis in Urlaub gehen:
Gar nicht so unproblematisch!

Mit CBD auf Reisen gehen: Worauf Sie achten sollten!

Es ist durchaus ein Risiko, mit Cannabinoid-haltigen Produkten zu reisen!

Bei Auslandsreisen in das EU-Ausland sollten Sie vorsichtig sein. Es gibt einige Länder, in denen der Besitz oder der Konsum von *Cannabis* (und allen *Cannabis*-Produkten, auch wenn Sie kein THC enthalten) streng verboten ist und bestraft wird, darunter fallen beispielsweise Indonesien (Bali), Thailand, Vietnam sowie die meisten asiatischen Länder. Ich rate Ihnen daher dringend davon ab, CBD mit nach Asien zu nehmen! Bitte informieren Sie sich vor Antritt Ihrer Reise darüber, ob CBD in Ihrem Zielreiseland derzeit legal ist. (Mehr zur Rechtslage siehe Seite 143 ff.) Sollte dem so sein, dann werden Sie Cannabidiol auch am Zielort öffentlich, z. B. in der Apotheke, erwerben können und müssen es nicht ins Land einführen.

Wenn Sie auf Reisen keinesfalls auf Ihr Lieblings-CBD-Produkt verzichten möchten, empfehle ich Ihnen, ein Produkt mitzunehmen, auf dessen Etikett deutlich vermerkt ist, dass der THC-Gehalt unter 0,2 Prozent liegt oder dass es ganz THC-frei ist (mit entsprechendem Analysenzertifikat zu den Cannabinoiden, insbesondere zu THC). Und packen Sie so wenig CBD wie möglich ein.

INFO

CBD rauchen oder verdampfen – Alles Wissenswerte zum Thema „CBD-Blüten und -Liquids“

Außerdem gibt es natürlich die Möglichkeit, CBD über die Lunge aufzunehmen. Wenn es ums Verdampfen oder Rauchen von CBD-Blüten geht, so liegt hier die Hauptproblematik darin, dass die Blüten oft mit Tabak vermischt werden und der ist nachweislich gesundheitsschädlich. Doch auch wenn reine CBD-Blüten verbrennen, entstehen dabei krebserregende Stoffe wie Dioxin. Wollen Sie CBD inhalieren, ist die am wenigsten schädliche Variante meines Erachtens die folgende: Verdampfen Sie die puren CBD-Blüten, ohne Tabak, in einem Vaporizer, einem Verdampfgerät, bei kleinstmöglicher Temperatur, oder inhalieren Sie ein reines CBD-Liquid mit einer E-Zigarette.

Ich denke, dass ein CBD-Liquid zum Verdampfen sicherer für die Gesundheit ist, wenn es frei ist von Trägerstoffen wie pflanzlichem Glyzerin (englisch: *vegetable glycerin*, kurz „VG“) und Propylenglykol (englisch: *propylene glycol,* kurz „PG“). Das Liquid sollte zudem aus purem CBD-Destillat bestehen, wachsfrei, fett- oder ölfrei, frei von zugesetzten Vitaminen und frei von Konservierungsmitteln sein. Natürlich in der Cannabis-Pflanze vorkommende Pflanzenwachse und -fette können, müssen aber bei der Extraktion und Destillation nicht zwingend entfernt werden. Es obliegt dem Hersteller von CBD-Liquids, inwieweit ein Produkt im Herstellprozess veredelt, also aufgereinigt, wird.

Über die Sicherheit der Inhalation von Pflanzenwachsen und -fetten gibt es noch keine Gewissheit. Meiner Ansicht nach ist es alles andere als unbedenklich, Pflanzenöle oder -fette zu inhalieren, denn unsere Lungenbläschen kommen unter natürlichen Umständen nicht mit Fett in Berührung, weil sich kein Fett in der Atemluft befindet und die Lungenbläschen nicht dazu in der Lage sind, Fette zu verstoffwechseln.

2019 sind in den USA 450 Menschen nach Verwendung von E-Zigaretten schwer erkrankt, 6 Menschen sind sogar verstorben. Amerikanische Lungenärzte haben Hinweise darauf gefunden, dass es die Fette oder Öle in den Liquids gewesen sein können, die die Lungenschäden ausgelöst haben. Manchen dieser Liquids zum Verdampfen wurden auch bestimmte Formen von Vitamin E (Vitamin-E-Acetat) als Hilfsstoffe zur verbesserten Haltbarkeit zugesetzt, was laut Robert Loddenkemper, Pneumologe und Professor für Lungenheilkunde, in einem *Spiegel*-Interview zu ernsten Gesundheitsproblemen führen kann.* Wie das Inhalieren von CBD im Allgemeinen – und die Langzeitwirkung im Speziellen – gesundheitlich zu bewerten ist, das steht allerdings noch in den Sternen.

TIPP

Prüfen Sie daher, wenn Sie ein Liquid verdampfen wollen, genau, was in Ihrem CBD-Liquid enthalten ist, fragen Sie den Hersteller, suchen Sie nach Erfahrungsberichten von Anwendern und beobachten Sie bitte Ihre körperliche Reaktion auf die Verwendung des Liquids. Die einfachste Formel für CBD-Liquids ist die folgende: Je reiner, desto besser.

* Philip Bethge: „Mediziner im Interview – Was steckt hinter den seltsamen Todesfällen von E-Zigaretten-Rauchern?“, in *Spiegel*, 13. September 2019

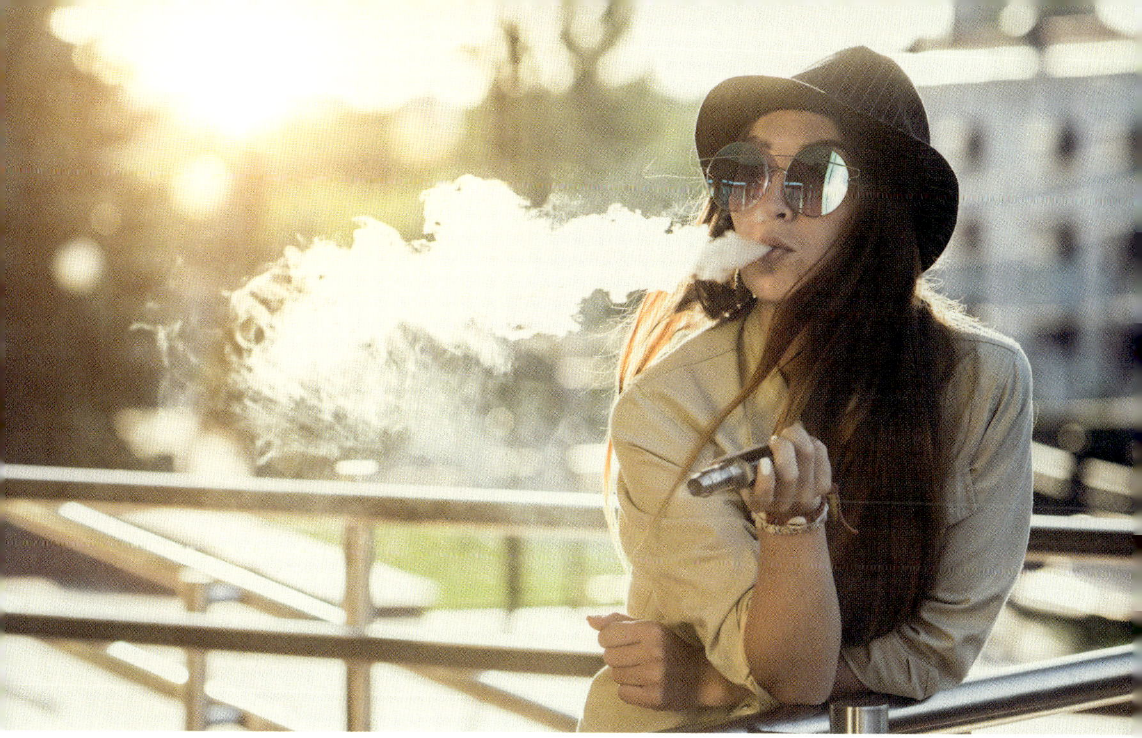

Wem ist von der Verwendung von CBD-Produkten abzuraten?

Ich möchte Sie an dieser Stelle darauf hinweisen, dass insbesondere CBD-Produkte mit einem Restgehalt an THC grundsätzlich für **Anwender unter 25 Jahren** *nicht* geeignet sind. Die Entwicklung des Gehirns kann durch THC negativ beeinflusst werden. Das menschliche Gehirn entwickelt sich bis zum 25. Lebensjahr. Da die Studienlage in puncto „CBD" noch nicht umfangreich und damit aussagekräftig genug ist, als dass man eindeutige Angaben machen könnte, wie sich eine langzeitige Anwendung auf die Entwicklung des Gehirns auswirkt, möchte ich an dieser Stelle aus freien Stücken empfehlen, auch CBD-Produkte, die THC-frei sind, erst ab 25 Jahren zu verwenden.

Schwangeren und stillenden Frauen würde ich ebenfalls unbedingt von der Anwendung von CBD und sogar generell Cannabinoid-haltigen Produkten abraten, aus dem einfachen Grund, weil auch die Entwicklung des Gehirns ihres Kindes durch Cannabinoide negativ beeinflusst werden kann. Ihr Kind ist durch die Nabelschnur und später beim Stillen eng mit Ihrem Stoffwechsel verbunden! Finden Sie in diesen Zeiten alternative Methoden, die Ihrem Kind nicht schaden, um Stress zu reduzieren, Verspannungen aufzulösen und Schlafprobleme anzugehen. Hier eignen sich beispielsweise Massagen, Yoga und warme Bäder. Bei Schmerzen oder erhöhten Entzündungswerten während der Schwangerschaft und in der Stillzeit lassen Sie sich am besten von Ihrer Hebamme beraten.

7

Legal oder nicht? – Die derzeitige Rechtslage in Bezug auf CBD-haltige Produkte

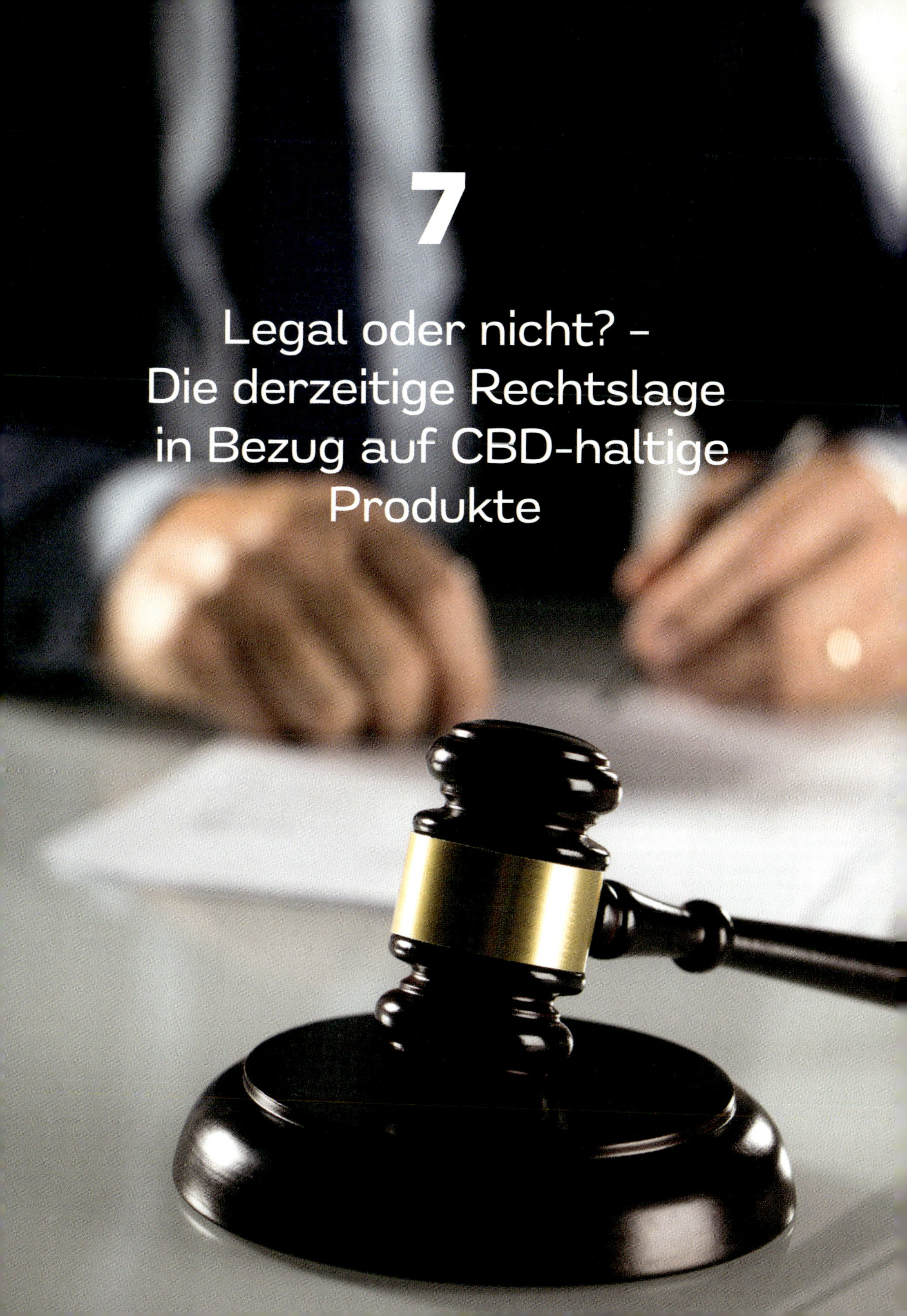

Die hier zusammengetragenen Informationen sind gewissenhaft recherchiert,* allerdings können sich jederzeit Änderungen der Rechtslage ergeben.

Wie sieht es aus mit CBD-Blüten?

Von „Kiffen light" spricht die Schweizer Presse, und meine Besuche in der **Schweiz** zeigen mir, dass der Gebrauch von CBD-*Cannabis* zum Rauchen in diesem Land wesentlich mehr akzeptiert ist als in Deutschland. In der Schweiz herrscht durch die *Cannabis-light*-Legalisierung (erlaubter Erwerb, Konsum und Besitz von CBD-haltigen *Cannabis*-Blüten mit bis zu 1 Prozent THC) ein entspannter Umgang mit dem Thema „Cannabis". So entspannt, dass man nicht mehr unterscheiden kann, ob legales CBD-*Cannabis* oder illegales THC-Cannabis konsumiert wird. Allein am Aussehen und am Duft kann man die beiden verschiedenen Kategorien von Hanf nicht unterscheiden. Die Grenze zwischen Legalität und Illegalität ist daher in der Schweiz unübersichtlich. Ich finde es dennoch bemerkenswert, wie undogmatisch die Schweizer Regierung das handhabt.

Zeitgleich besteht in **Deutschland** für CBD-Produkte eine Grenze von maximal 0,2 Prozent THC-Gehalt. Anders als in der Schweiz gibt es in Deutschland keine klare gesetzliche Regelung für den Konsum von CBD-haltigen *Cannabis*-Blüten und legal darf man sie am ehesten noch als Nutzhanftee-Mischungen mit Pfefferminze und anderen Kräutern, also als Lebensmittel erwerben. Es herrscht nach aktuellem Stand meiner Recherche, keine gesetzliche Klarheit darüber, ob Nutzhanf mit weniger als 0,2 Prozent THC-Gehalt in Deutschland geraucht werden darf oder

* Stand: Juli 2020

nicht, und er wurde bislang auch nicht als „Tabakersatzprodukt" deklariert. Tendenz ist daher, dass das Rauchen CBD-haltiger Nutzhanfblüten in Deutschland illegal ist. So wurden bereits in mehreren deutschen Hanfläden Razzien durchgeführt und CBD-Blüten beschlagnahmt. Wenn Sie CBD-Blüten in Deutschland besitzen, kann es also sein, dass Sie sich strafbar machen. Von der gelassenen *Cannabis-light*-Politik der Schweiz ist Deutschland weit entfernt. In Österreich besteht eine THC-Obergrenze von 0,3 Prozent für alle CBD-Produkte aus EU-Nutzhanf.

In **Österreich** unterliegen alle CBD-Blüten mit einem THC-Gehalt von weniger als 0,3 Prozent seit dem 21. April 2020 den Bestimmungen des Tabak- und Nichtraucherinnen- bzw. Nichtraucherschutzgesetzes – TNRSG1. Hanf-

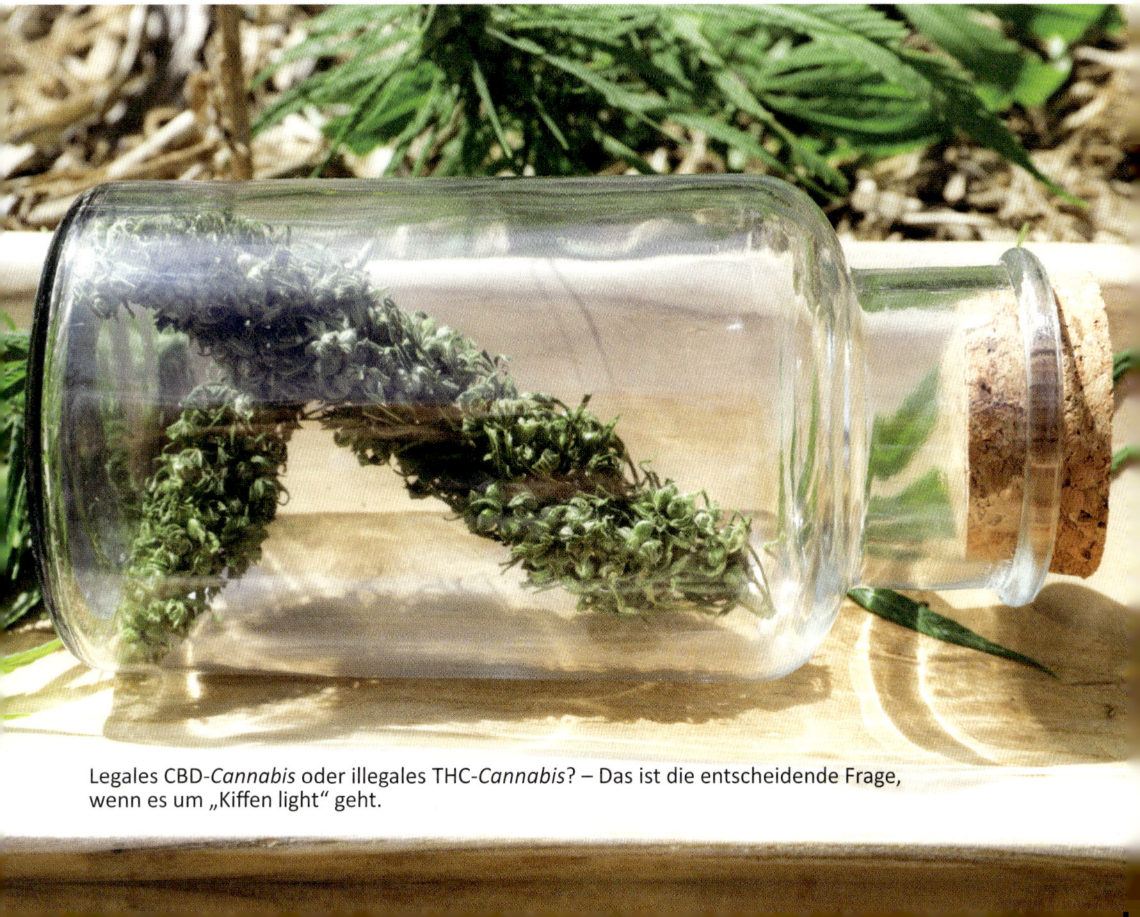

Legales CBD-*Cannabis* oder illegales THC-*Cannabis*? – Das ist die entscheidende Frage, wenn es um „Kiffen light" geht.

blüten zählen somit zu den pflanzlichen Raucherzeugnissen, die – ebenso wie „herkömmliche“ Rauchtabak-, rauchlose Tabak- und verwandte Erzeugnisse – den Bestimmungen des Tabak- und Nichtraucherinnen- bzw. Nichtraucherschutzgesetzes unterliegen. Sie müssen daher den darin vorgegebenen Anforderungen entsprechen. Hanfblüten mit mehr als 0,3 Prozent THC unterliegen dagegen dem Suchtmittelrecht.

Knackpunkt ist der THC-Gehalt!

Das Betäubungsmittelgesetz (BtmG) greift in Deutschland erst dann, wenn ein Produkt mehr als 0,1999 Prozent THC enthält. Alle Hanfprodukte, die weniger als 0,2 Prozent THC enthalten (in Österreich weniger als 0,3 Prozent und in der Schweiz weniger als 1 Prozent THC), unterliegen *nicht* dem BtmG. Einen europaweit vereinheitlichten Grenzwert für THC in Lebensmitteln gibt es zwar nicht, aber das Bundesinstitut für gesundheitlichen Verbraucherschutz und Veterinärmedizin (BgVV), seit 2002 eingegliedert in das Bundesinstitut für Risikobewertung (BfR), hat THC-Richtwerte für Lebensmittel abgeleitet, die zur Orientierung für Hersteller und die Lebensmittelüberwachung gedacht sind. Es handelt sich hier wohlgemerkt um Empfehlungen zur Orientierung und nicht um eine rechtliche Vorgabe!

Diese Zahlen basieren auf der von der Europäischen Behörde für Lebensmittelsicherheit (EFSA) vorgeschlagenen akuten Referenzdosis (ARfD) von 0,001 Milligramm THC je Kilogramm Körpergewicht pro Tag. Diese akute Referenzdosis beschreibt die Menge an THC, die kurzfristig aufgenommen werden kann, ohne dass psychomotorische und psychogene Effekte zu erwarten sind. Diese Vorgaben beruhen zwar auf wissenschaftlicher Grundlage, sind aber mit Sicherheitspuffern und strenger

Vorsicht beschlossen worden, um die Verbraucher zu schützen. Dass diese strenge Ausrichtung wirklich notwendig ist, wage ich zu bezweifeln, da THC in solch geringen Mengen für Erwachsene m. E. gesundheitlich unbedenklich ist. Die *European Industrial Hemp Association* (EIHA) sieht das auch so und bemüht sich derzeit durch umfangreiche wissenschaftliche Studien stark um eine Neubewertung der THC-Grenzwerte in Lebensmitteln auf europäischer Ebene. Aus aktueller Sicht des Verbraucherschutzes ist die **Voraussetzung für CBD-haltige** – oder allgemeiner gesagt hanfhaltige – **Lebens- und Nahrungsergänzungsmittel, dass sie nur sehr wenig THC pro Kilogramm Lebensmittel enthalten dürfen** (zu den Grenzwerten in der Schweiz siehe unter „Info", Seite 148 f.) Das bedeutet konkret:

- nicht alkoholische und alkoholische Getränke dürfen 0,005 Milligramm THC pro Kilogramm enthalten;
- Speiseöle 5 Milligramm THC pro Kilogramm
- und alle anderen Lebensmittel (darunter fallen auch Nahrungsergänzungsmittel) dürfen 0,15 Milligramm THC pro Kilogramm enthalten.

1 Kilogramm eines Lebensmittels darf also 0,15 Milligramm THC enthalten, das sind 0,00015 Gramm. Das bedeutet, dass nur 0,000015 Prozent THC in 1 Kilogramm eines Lebensmittels der Kategorie „alle anderen Lebensmittel" enthalten sein darf. In einer 200-Gramm-Packung Nutzhanftee, der zur Kategorie „alle anderen Lebensmittel" zählt, dürfen also laut Vorgabe des Bundesinstituts für Risikobewertung insgesamt höchstens 0,03 Milligramm THC enthalten sein. Nutzhanf enthält zwar stets weniger als 0,2 Prozent THC, doch die Menge schwankt zwischen 0,01 und 0,19 Prozent THC, je nach Sorte, Standort, Witterung und Anbaumethode.

Wenn also bis zu 0,19 Prozent THC in 200 Gramm Nutzhanf enthalten wären, was übrigens schon recht viel für die meisten Nutzhanfsorten ist, wären darin 0,38 Gramm, sprich 380 Milligramm THC zu finden, also mehr als das 10 000-Fache von dem, was erlaubt ist. In der Regel enthält Nutzhanf wie z. B. der der Sorte *Felina*, in Deutschland angebaut, etwa 0,10 Prozent THC, das entspricht dann bei einer 200-Gramm-Packung 0,2 Gramm, also 200 Milligramm THC. Immer noch mehr als das 6000-Fache von dem, was gesetzlich gestattet ist. Daher wäre dieser Hanftee im Grunde nicht „sicher" für Verbraucher, wenn man die Vorgaben des Bundesinstituts für Risikobewertung Glauben schenken möchte. Nach meinem Verständnis dienen diese Vorgaben allerdings, wie bereits erwähnt, lediglich als Orientierung.

INFO

Welche CBD-Produkte sind denn nun legal?

Die Ausführungen zum Thema „THC in Lebens- und Nahrungsergänzungsmitteln" bedeuten für Sie als Verbraucher im derzeitigen gesetzlichen Rahmen: Sie verstoßen nicht gegen das Betäubungsmittelgesetz, wenn Sie in Deutschland ein CBD- oder hanfhaltiges Produkt besitzen, welches weniger als 0,2 Prozent THC, in Österreich weniger als 0,3 Prozent THC und in der Schweiz weniger als 1 Prozent enthält. Wenn Sie allerdings Bedenken haben, dass bis zu 0,19 Prozent THC in einem Produkt, das Sie konsumieren, zu Nebenwirkungen psychogener Art oder zur Beeinträchtigung Ihrer psychomotorischen Fähigkeiten führt, sollten Sie nur Produkte kaufen, die THC-frei oder nachweislich sehr THC-arm sind.

Ich habe mit verschiedenen Menschen gesprochen, die unterschiedliche CBD-Produkte ausprobiert haben. Diejenigen, die CBD-Vollspektrum-Produkte mit minimalen THC-Mengen (von bis zu 0,19 Prozent) einnahmen, gaben an, mit solchen Produkten effektivere Wirkungen für ihre Gesundheit erzielt zu haben als mit anderen CBD-Produkten, die 0,0 Prozent THC enthielten. Zudem ergab meine Recherche, dass bei all denen, die ich dazu persönlich befragt habe, CBD-Produkte mit bis zu 0,19 Prozent THC – bei Berücksichtigung der auf der Verpackung angegebenen Verzehrempfehlungen – keinerlei negative Wirkungen auf die Psychomotorik und auch keine anderen unerwünschten Nebenwirkungen beobachtet wurden.

Dass ein CBD-Produkt, das mehr als 0,000015 Prozent und weniger als 0,2 Prozent THC enthält, als illegal betrachtet werden kann, wage ich zu bezweifeln, denn das Betäubungsmittelgesetz (BtmG) greift erst ab einem THC-Gehalt von mehr als 0,199 Prozent. Zudem kommt es auch darauf an, welche empfohlene Tagesdosis (etwa die Menge an Tropfen) auf der Verpackung angegeben ist. Mit 1 Tropfen pro Tag liegt man bei einem CBD-Vollspektrum-Öl mit 0,19 Prozent THC in der Regel sogar unter der empfohlenen Grenze von 0,000015 Prozent THC!

Die Rechtslage in Sachen „CBD-haltige Produkte" in Deutschland

Um Ihnen einen möglichst breiten Überblick über die Rechtslage in Bezug auf CBD-haltige Produkte zu geben, möchte ich an dieser Stelle das Bundesamt für Arzneimittel und Medizinprodukte (BfArM) zu Wort kommen lassen, das zu rechtlichen Rahmenbedingungen bei der Verwendung von

Cannabis-haltigen Produkten eine Stellungnahme auf deren Website veröffentlicht hat. Darin heißt es wie folgt:

„Sind Nutzhanf-/CBD-Produkte aus betäubungsmittelrechtlicher Sicht verkehrsfähig?

Mit dem am 10.03.2017 in Kraft getretenen Gesetz zur Änderung betäubungsmittelrechtlicher und anderer Vorschriften hat der Gesetzgeber die Position Cannabis in den Anlagen I bis III zu § 1 Abs. 1 Betäubungsmittelgesetz (BtMG) geändert. Das BtMG unterscheidet seitdem zwischen Cannabis der Anlage III (Verwendung zu medizinischen Zwecken) und Cannabis der Anlage I (grundsätzlich nicht verkehrsfähiges und nicht verschreibungsfähiges Cannabis). Anlage I sieht Ausnahmeregelungen für Nutzhanf (siehe Buchstabe b und d unter der Position Cannabis) vor. Cannabidiol (CBD, eines der Hauptcannabinoide der Cannabispflanze) ist als Reinstoff derzeit

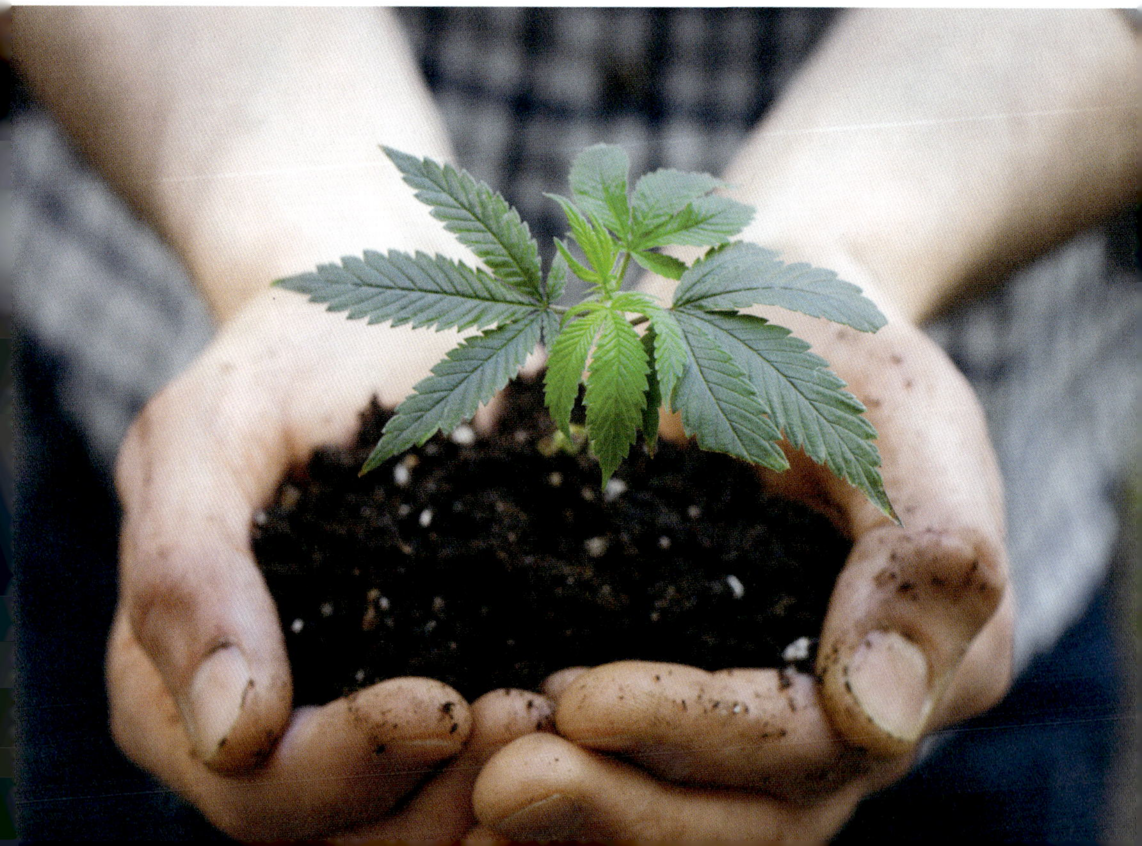

nicht dem BtMG unterstellt. Für CBD-haltige Produkte, die auf Basis von Cannabis-Extrakten hergestellt werden, gelten hingegen die nachfolgenden betäubungsmittelrechtlichen Regelungen.

Nach dem Buchstaben b unter der Position „Cannabis" in Anlage I zu § 1 Abs. 1 BtMG sind Pflanzen und Pflanzenteile der zur Gattung Cannabis gehörenden Pflanzen von den betäubungsmittelrechtlichen Vorschriften ausgenommen, wenn sie aus dem Anbau in Ländern der Europäischen Union mit zertifiziertem Saatgut (Nutzhanf) stammen oder ihr Gehalt an Δ-9-Tetrahydrocannabinol (THC) 0,2 Prozent nicht übersteigt und der Verkehr mit ihnen (ausgenommen der Anbau) ausschließlich gewerblichen oder wissenschaftlichen Zwecken dient, die einen Missbrauch zu Rauschzwecken ausschließen. Diese Ausnahmeregelung des BtMG gilt auch für Zubereitungen aus den Pflanzen und Pflanzenteilen, wenn sie die vorgenannten Bedingungen erfüllen. Da sich diese Ausnahmeregelung auf gewerbliche oder wissenschaftliche Zwecke beschränkt, dürfen unbearbeitete oder lediglich bearbeitete Pflanzenteile (z. B. getrocknetes und zerkleinertes Pflanzenmaterial) nicht an den Endverbraucher abgegeben werden. Nicht betroffen hiervon sind jedoch Zubereitungen mit verarbeitetem Nutzhanf der vorgenannten Sorten, auch wenn noch geringe aus den Pflanzenteilen stammende THC-Restgehalte enthalten sein sollten. Voraussetzung für die Abgabe an den Endverbraucher ist, dass ein Missbrauch zu Rauschzwecken ausgeschlossen werden kann.

Dabei kann sich auf die Grenzwerte des Bundesinstituts für Risikobewertung (BfR) berufen werden, sofern eine orale Aufnahme des Produkts beabsichtigt ist: BgVV empfiehlt Richtwerte für THC (Tetrahydrocannabinol) in hanfhaltigen Lebensmitteln.

Für die nachfolgenden (beispielhaft genannten) Produkte ergibt sich daraus Folgendes:

- *Produkte wie **Tee, Tabakersatz oder Duftkissen** aus lediglich getrockneten und zerkleinerten Nutzhanfpflanzen dürfen aus betäubungsmittelrechtlicher Sicht nicht an den Endverbraucher abgegeben oder durch Privatpersonen nach Deutschland eingeführt werden, da ein Missbrauch zu Rauschzwecken hier nicht ausgeschlossen werden kann.*
- ***Cannabis-Extrakte** dürfen aus betäubungsmittelrechtlicher Sicht nur dann an den Endverbraucher abgegeben oder durch Privatpersonen nach Deutschland eingeführt werden, wenn diese Extrakte ausschließlich aus Nutzhanf (THC-Gehalt höchstens 0,2 Prozent oder EU-Sorte) gewonnen wurden und die Endprodukte die o. g. THC-Richtwerte des BfR einhalten.*
- *Bei Produkten wie z. B. **Kosmetika mit verarbeitetem Nutzhanf**, die nicht oral aufgenommen werden, müssen die Inverkehrbringer oder Hersteller dieser Produkte nachweisen, dass ein Missbrauch zu Rauschzwecken ausgeschlossen werden kann. Andernfalls dürfen diese Produkte nicht an den Endverbraucher abgegeben oder durch Privatpersonen eingeführt werden.*
- *Cannabissamen sind nach dem Buchstaben a unter der Position Cannabis in Anlage I zu § 1 Abs. 1 BtMG von den betäubungsmittelrechtlichen Vorschriften ausgenommen, sofern sie nicht zum unerlaubten Anbau bestimmt sind. Somit unterliegen Produkte, die ausschließlich aus Cannabissamen hergestellt werden, nicht den betäubungsmittelrechtlichen Vorschriften.*

***Hinweis:* Die oben genannte Ausnahmeregelung gilt ausschließlich für Produkte ohne medizinische Zweckbestimmung.** *Produkte aus Cannabis (THC-*

Gehalt höchstens 0,2 Prozent), die für medizinische Zwecke bestimmt sind, können nicht als Nutzhanfprodukte (gemäß der Ausnahmeregelung in Anlage I) bezeichnet werden. Sie unterliegen dem BtMG und sind aus betäubungsmittelrechtlicher Sicht nur dann verkehrs- und verschreibungsfähig, wenn die in Anlage III zu § 1 Abs. 1 BtMG zur Position Cannabis genannten Voraussetzungen erfüllt sind (‚... nur aus einem Anbau, der zu medizinischen Zwecken unter staatlicher Kontrolle gemäß den Artikeln 23 und 28 Absatz 1 des Einheits-Übereinkommens von 1961 über Suchtstoffe erfolgt ...').

Für die Beurteilung der Verkehrsfähigkeit von Produkten aus arzneimittelrechtlicher und/oder lebensmittelrechtlicher Sicht verweisen wir auf die zuständigen Landesbehörden. Das Bundesamt für Verbraucherschutz und Lebensmittelsicherheit (BVL) veröffentlicht ebenfalls Informationen zur Verkehrsfähigkeit von Cannabis und Cannabis-Inhaltsstoffen bzw. -produkten."[*]

Das Bundesamt für Arzneimittel und Medizinprodukte (BfArM) ergänzt meine Ausführungen noch, indem es deutlich macht, dass in Deutschland ausschließlich CBD-Produkte aus Nutzhanfsorten verwendet und gewonnen werden dürfen, die im offiziellen EU-Sortenkatalog für den Anbau für Nutzhanf erlaubt sind. Die Bundesanstalt für Landwirtschaft und Ernährung (BLE) veröffentlicht jährlich (bis zum 15. März) den aktuellen Sortenkatalog auf ihrer Website.[**] Die BLE beschreibt, dass für den Anbau von Nutzhanf nur zertifiziertes Saatgut aus dem Sortenkatalogs für landwirtschaftliche Pflanzenarten verwendet werden darf. Dass auch wirklich nur zertifiziertes Saatgut verwendet wurde, ist mit sämtlichen Etiketten (Zertifikate) der verwendeten Sorten zu dokumentieren.

---

[*] *www.bfarm.de/SharedDocs/FAQs/DE/BtmGrundstoffeAMVV/Cannabis/cannabis-faq14.html*

[**] *www.ble.de/DE/Themen/Landwirtschaft/Nutzhanf/nutzhanf_node.html*

INFO

Der Fakten-Check in Sachen „THC-Gehalt von CBD-Produkten“

1. Wie viel THC enthält mein CBD-Öl?

Sie können beim jeweiligen Hersteller Ihres CBD-Produkts die Analyse eines unabhängigen Labors anfordern. Daraus können Sie auch den Gesamt-THC-Gehalt entnehmen. Ist Ihr CBD-Öl nicht deutlich als Speiseöl gekennzeichnet, so gilt die Kategorie „Alle anderen Lebensmittel“ (siehe Tabelle Seite 73), und es sollten laut Bundesinstitut für Risikobewertung (BfR) in Ihrem Produkt nur 0,15 Milligramm THC pro Kilogramm Lebensmittel enthalten sein. Wenn Sie also ein 10-Milliliter-Fläschchen CBD-Öl (hier gerechnet mit 10 Gramm) kaufen, lautet die Empfehlung, dass es nur 0,0015 Milligramm THC enthalten soll, was bei 10 Gramm 0,000015 Prozent THC entspricht. Kaufen Sie ein 30-Milliliter-Fläschchen CBD-Öl (hier gerechnet mit 30 Gramm), dann darf dieses nur 0,0045 Milligramm THC enthalten, was logischerweise ebenfalls 0,000015 Prozent THC entspricht. Wie Sie sehen, ist diese Empfehlung des BfR sehr streng.

Eine andere Möglichkeit ist die Dosierungsangabe des Herstellers: Die von der Europäischen Behörde für Lebensmittelsicherheit (EFSA) definierte akute Referenzdosis (ARfD) von 0,001 Milligramm THC je Kilogramm Körpergewicht pro Tag kann übersetzt werden in die Menge an Tropfen, die man pro Tag maximal einnehmen sollte. Wenn Sie also 70 Kilogramm wiegen, sollten Sie die Dosis von 0,07 Milligramm THC am Tag nicht überschreiten. Wie viele Tropfen das umgerechnet sind, das kommt darauf an, wie viel 1 Tropfen des jeweiligen CBD-Öls wiegt. Und das Gewicht des Cannabidiol-Öls kann durchaus variieren, je

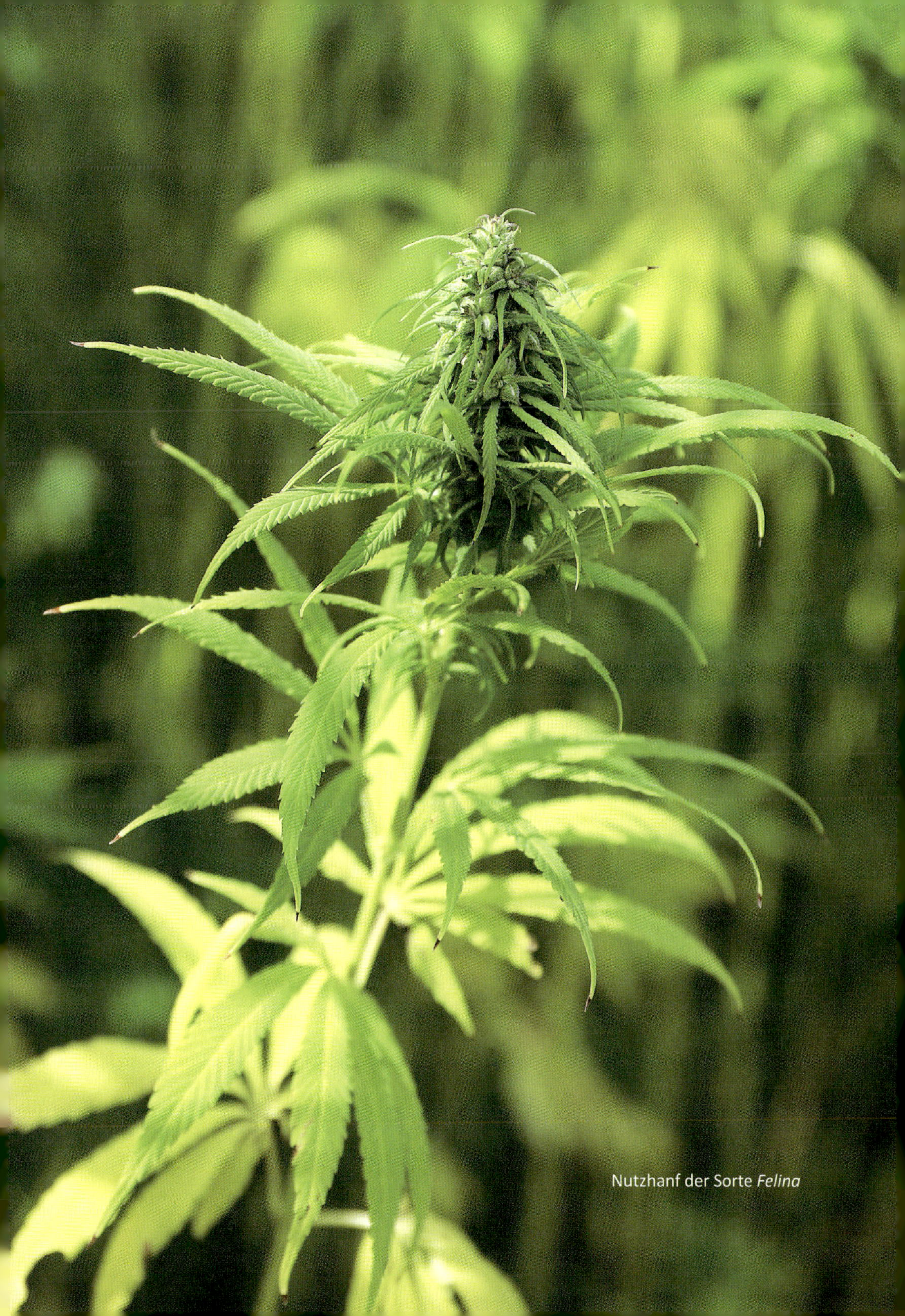

Nutzhanf der Sorte *Felina*

nachdem, ob es sich um ein klares, fast durchsichtiges Öl oder um ein dunkles, dickflüssiges Öl handelt.

Die Empfehlungen beziehen sich nicht auf die Verwendung von CBD-Vollspektrum-Öl in Form von Arzneimitteln. Wenn Sie CBD von Ihrem Arzt verschrieben bekommen, richten Sie sich bitte nach der Dosierungsempfehlung Ihres Arztes, Apothekers oder nach der Packungsbeilage.

2. Positiver Urintest nach der Einnahme von CBD-Öl?
Die Verbraucherzentrale warnt, dass es durch die in hanfhaltigen Nahrungsergänzungsmitteln enthaltenen Mengen an THC zu positiven Urintests (Drogentests) kommen kann. Das mag vorkommen, wenn Sie CBD-Öle einnehmen, die einen THC-Gehalt von bis zu 0,19 Prozent und mehr aufweisen. Wer hier auf Nummer sicher gehen will, sollte zu THC-freien CBD-Ölen greifen. Zum Thema „Ab wann testet ein Drogentest THC als positiv?“ können Sie sich online informieren.*

CBD und die Novel-Food-Verordnung – Europaweite Regelungen

Das Bundeszentrum für Ernährung (BZfE) gilt als Kompetenz- und Kommunikationszentrum für Ernährungsfragen in Deutschland. Auf seiner Website finden Sie eine erste Beschreibung dessen, was *Novel Food* bedeutet:

„Novel Food oder ‚neuartige Lebensmittel‘ sind Nahrungsmittel und Zutaten, die bisher in der Europäischen Union (EU) nicht auf den Tisch kamen. Genauer: alle Lebensmittel, die in der EU vor dem 15. Mai 1997 nicht in nennenswertem Umfang im Handel waren oder verzehrt wurden und einer in

---

* Beispielsweise unter *www.bussgeldkatalog.org/thc/*

*der Novel-Food-Verordnung genannten Lebensmittelkategorie zugeordnet werden können. Im Zweifelsfall entscheidet die EU-Kommission nach Befragung aller EU-Mitgliedstaaten, ob ein Produkt wirklich neuartig ist. ... Zuständig für die wissenschaftliche Bewertung ist nun die Europäische Behörde für Lebensmittelsicherheit (EFSA). Eine Zulassung erfolgt durch die EU-Kommission."**

Das Bundesamt für Verbraucherschutz und Lebensmittelsicherheit (BVL) schreibt auf seiner Website:

*„Im Allgemeinen können Lebensmittel im Rahmen der lebensmittelrechtlichen Bestimmungen ohne vorherige Zulassung in den Verkehr gebracht werden. Eine Ausnahme bilden die neuartigen Lebensmittel (Novel Foods). Sie unterliegen EU-weit einheitlichen Regelungen, um einerseits ein hohes Niveau beim Schutz der Gesundheit des Menschen zu erreichen und andererseits ein reibungsloses Funktionieren des Binnenmarkts zu ermöglichen. Daher müssen neuartige Lebensmittel einer gesundheitlichen Bewertung unterzogen werden, bevor Sie in Verkehr gebracht werden dürfen. Geregelt ist dies in der Novel-Food-Verordnung (EU) 2015/2283."***

Zur Bestimmung des Novel-Food-Status eines Lebensmittels schreibt das Bundesamt für Verbraucherschutz und Lebensmittelsicherheit:

„Lebensmittelunternehmer (Inverkehrbringer) prüfen in eigener Verantwortung, ob ihr Lebensmittel unter die Novel-Food-Verordnung fällt oder nicht. Zur Ermittlung des Kriteriums ‚nennenswerter Verzehr vor dem 15. Mai 1997' dient die von der Europäischen Kommission herausgegebene Leitlinie ‚menschlicher Verzehr in nennenswertem Umfang'.

* *www.bzfe.de/inhalt/novel-food-was-ist-das-1042.html*

** *https://eur-lex.europa.eu/legal-content/DE/TXT/?uri=CELEX%3A32015R2283*

Die Zuordnung des fraglichen Lebensmittels zu einer der oben genannten Kategorien oder die Feststellung, dass es in keine der genannten Kategorien fällt, nimmt der Lebensmittelunternehmer ebenfalls in eigener Verantwortung vor."[*]

Das bedeutet also, dass ein Lebensmittel, das unter die Novel-Food-Verordnung fällt, im Grunde in der EU nicht verkehrsfähig ist, also *nicht* verkauft werden sollte. Einige Kritiker denken, dass ein Lebensmittel auch dann in der EU verkauft werden darf, wenn es unter diese europäische Verordnung fällt. Ich möchte das im Folgenden näher betrachten und prüfen, wie CBD-Produkte in diesem Zusammenhang bewertet werden. Es gibt hier ein paar Punkte, auf die ich näher eingehen möchte. Der erste und meiner Ansicht nach wichtigste ist die Frage, ob Extrakte aus Nutzhanf per definitionem wirklich neuartig sind oder nicht. Es gibt diverse Rezepte für die Zubereitung von hanfhaltigen Speisen, die bereits vor dem 15. Mai 1997 veröffentlicht wurden. Das beweist meines Erachtens, dass Lebensmittel, die Hanfblätter und Hanfblüten enthalten, nicht unter die Novel-Food-Verordnung fallen. Nahrungsergänzungsmittel gehören zur Kategorie der Lebensmittel, daher sind sowohl hanfhaltige Lebensmittel als auch CBD-haltige Nahrungsergänzungsmittel meiner Ansicht und der Ansicht der *European Industrial Hemp Association* (EIHA) nach prinzipiell *nicht* neuartig.

Die EIHA hat eine Stellungnahme veröffentlicht,[**] in der einige konkrete Belege vorgetragen werden, die darlegen, dass **Hanfextrakte keine neuartigen Lebensmittel** sind.[***] Hieraus möchte ich Ihnen 9 Fakten vorstellen:

---

[*] *www.bvl.bund.de/DE/Arbeitsbereiche/01_Lebensmittel/04_AntragstellerUnternehmen/05_NovelFood/lm_novelFood_node.html*

[**] Vom 19.03.2019

[***] Siehe *http://eiha.org/media/2019/03/19-03-12_PAFF_WG_EIHA_Final_small.pdf*

1. Die Verwendung von Teilen der Hanfpflanze in Europa wird deutlich durch ein Zitat von Bartolommeo de Sacchi Platina aus seinem „De Honesta Voluptate Et Valetudine“ (Das ehrenvolle Vergnügen und die ehrenvolle Gesundheit), einem der ältesten überlieferten Kochbücher der Welt (aus dem Jahr 1475), demonstriert: *„Über die Verwendung von Cannabis … Es wird als Essen in Wein oder Kuchen verwendet. Fügen Sie Cannabis mit Öl in einen Eisentopf. Zerdrücken Sie das Cannabis während des Kochens, bis sich ein Saft daraus bildet. Ein Gesundheitsgetränk aus Cannabis-Nektar. …“**

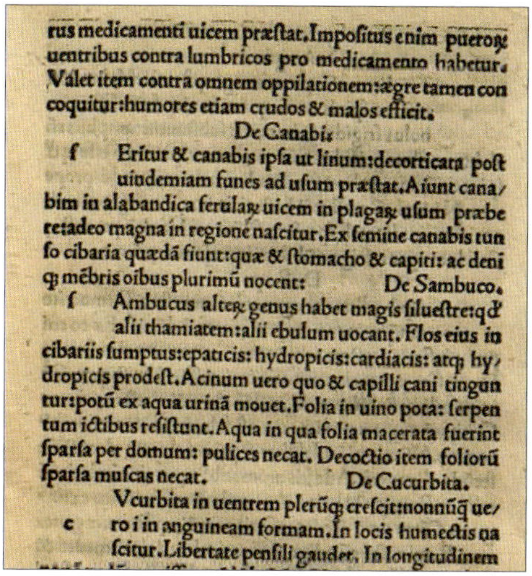
rus medicamenti uicem præſtat. Impoſitus enim pueroꝶ uentribus contra lumbricos pro medicamento habetur. Valet item contra omnem oppilationem: ægre tamen con coquitur: humores etiam crudos & malos efficit.

De Canabi.

ſ Eritur & canabis ipſa ut linum: decorticata poſt uindemiam funes ad uſum præſtat. Aiunt cana/ bim in alabandica ferulaꝶ uicem in plagaꝶ uſum præbe re: adeo magna in regione naſcitur. Ex ſemine canabis tun ſo cibaria quædã fiunt: quæ & ſtomacho & capiti: ac deni q; mẽbris oĩbus plurimũ nocent:

De Sambuco.

ſ Ambucus alteꝶ genus habet magis ſilueſtre: qd' alii thamiatem: alii ebulum uocant. Flos eius in cibariis ſumptus: epaticis: hydropicis: cardiacis: atq; hy/ dropicis prodeſt. Acinum uero quo & capilli cani tingun tur: potũ ex aqua urinã mouet. Folia in uino pota: ſerpen tum ictibus reſiſtunt. Aqua in qua folia macerata fuerint ſparſa per domum: pulices necat. Decoctio item foliorũ ſparſa muſcas necat.

De Cucurbita.

c Vcurbita in uentrem plerũq; creſcit: nonnũq̃ ue/ ro i in anguineam formam. In locis humectis na ſcitur. Libertate penſili gaudet. In longitudinem

Eine Rezeptseite aus dem Buch von Bartolommeo de Sacchi Platina aus seinem „De Honesta Voluptate Et Valetudine“

2. Aus Jean de Bockenheims „Registrum coquine“** (geschrieben um 1430) stammt ein Rezept für eine Hanfsuppe. Es lautet in etwa wie folgt: Hanfblüten und -blätter in Wasser kochen, abseihen. Die gekochten Blüten und Blätter gut ausdrücken und das Hanfwasser beiseitestellen. In einem separaten Topf Semmelbrösel und

0

* „De Honesta Voluptate Et Valetudine“, 1475, ohne Seitenangabe, vom 19.03.2019

** Seite 740, Abschnitt 59, mit Hinweis auf Bruno Laurioux, den Küchenchef von Papst Martin V.

Zwiebeln in Olivenöl anbraten. Das Hanfwasser langsam hinzugeben und das Ganze mit Milch, Safran und Gewürzen verfeinern. Es wird gut sein für die Kranken.

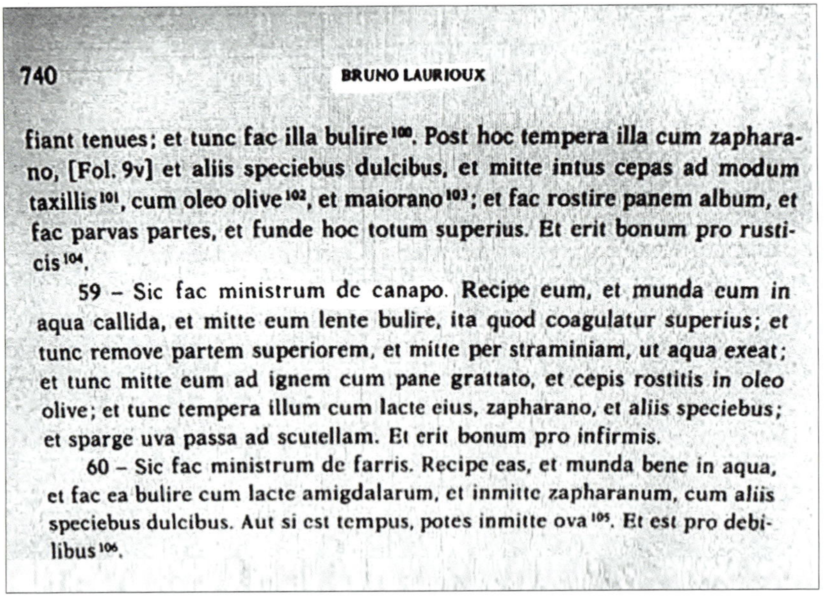

740 BRUNO LAURIOUX

fiant tenues; et tunc fac illa bulire[100]. Post hoc tempera illa cum zapharano, [Fol. 9v] et aliis speciebus dulcibus, et mitte intus cepas ad modum taxillis[101], cum oleo olive[102], et maiorano[103]; et fac rostire panem album, et fac parvas partes, et funde hoc totum superius. Et erit bonum pro rusticis[104].

59 – Sic fac ministrum de canapo. Recipe eum, et munda cum in aqua callida, et mitte eum lente bulire, ita quod coagulatur superius; et tunc remove partem superiorem, et mitte per straminiam, ut aqua exeat; et tunc mitte eum ad ignem cum pane grattato, et cepis rostitis in oleo olive; et tunc tempera illum cum lacte eius, zapharano, et aliis speciebus; et sparge uva passa ad scutellam. Et erit bonum pro infirmis.

60 – Sic fac ministrum de farris. Recipe eas, et munda bene in aqua, et fac ea bulire cum lacte amigdalarum, et inmitte zapharanum, cum aliis speciebus dulcibus. Aut si est tempus, potes inmitte ova[105]. Et est pro debilibus[106].

Eine Seite aus Jean de Bockenheims Buch „Registrum coquine“

3. Es gibt ein Speiserezept aus dem Jahr 1884 für Tortelli mit Hanfblüten: Hanfblüten ohne Blätter mit Speck kochen. Wenn der Speck fast gar ist, weitere Hanfblüten hinzufügen, gar kochen, alles fein hacken, geriebenen Käse hinzufügen und mit dieser Füllung die Tortelli zubereiten.*

* „Frammento di un libro di cucina del Sec. XIV : edito nel di delle nozze Carducci-Gnaccarini“, ohne Seitenangabe

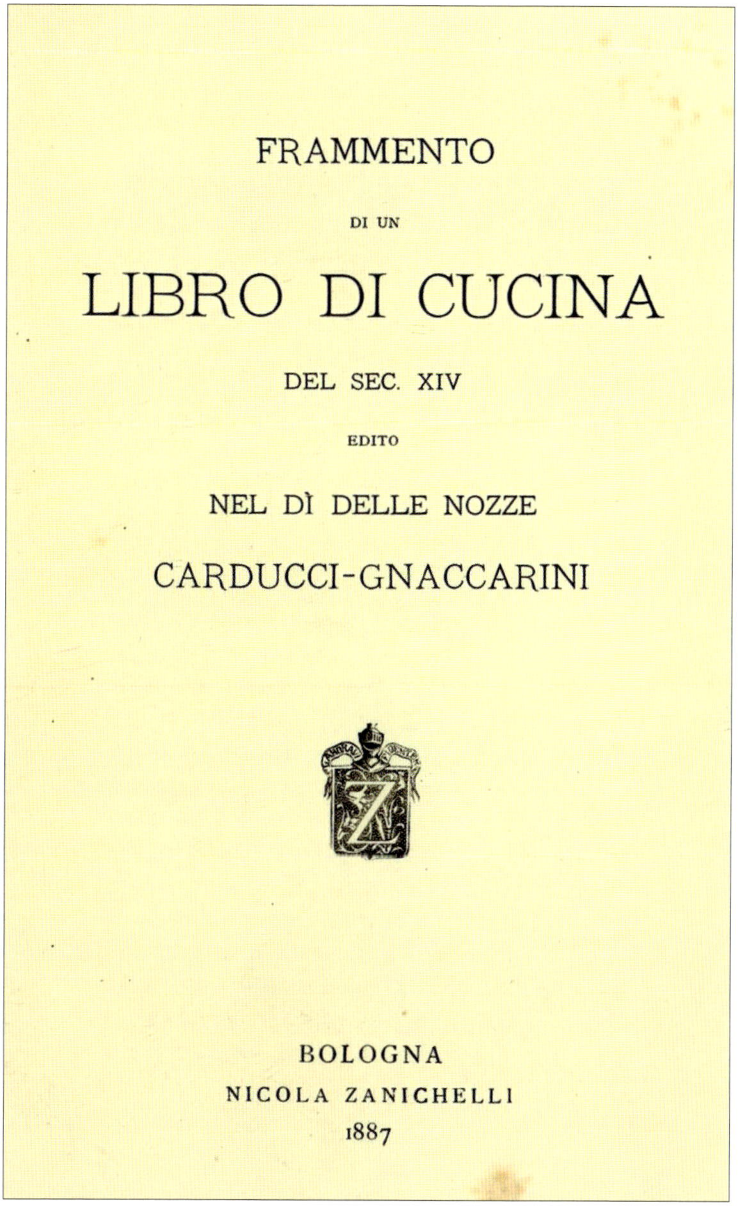

FRAMMENTO

DI UN

LIBRO DI CUCINA

DEL SEC. XIV

EDITO

NEL DÌ DELLE NOZZE

CARDUCCI-GNACCARINI

BOLOGNA
NICOLA ZANICHELLI
1887

Der Innentitel des Buchs „Frammento di un libro di cucina del Sec. XIV: edito nel di delle nozze Carducci-Gnaccarini" aus dem 14. Jahrhundert

4. Es gibt in dem von Melitta Weiss Adamson herausgegebenen Buch *Regional Cuisines of Medieval Europe* ein Rezept von deutschen Mönchen für eine Hanfsuppe. In diesem Buch berichten erfahrene Lebensmittelhistoriker ausführlich über die Entstehung und Entwicklung besonderer Delikatessen in sechs Regionen des mittelalterlichen Europa. Interessant hierbei ist, dass das Rezept für 40 Mönche gedacht ist und insgesamt etwa 6 Pfund Hanf verwendet werden: pro Person also 67 Gramm Hanf. Unter „Hanf" sind hier wohl neben den Hanfsamen auch Hanfblüten und -blätter zu verstehen.

> nineteenth-century editor calls the dishes Lenten fare. However, a closer look at the material reveals that the Tegernsee monks marked feast days by indulging in little pleasures, among them eggs, milk, and dairy products, as well as the occasional luxury such as almonds, figs, rice, and saffron. At the time the meal plans were written, the monastery must have housed approximately forty monks, because the quantities mentioned in the cookbook section are usually for forty people.[88] Hemp soup for forty monks required six pounds of hemp, three quarts of wine, one white bread, mashed apples, vinegar, and spices.[89] By medieval standards, these recipes are quite unusual in that they provide the quantities for ingredients but no cooking instructions. Normally, medieval culinary recipes contain information on ingredients and their processing but no quantities, as the following analysis of the oldest German cookbooks will show.

Rezept für eine Hanfsuppe von deutschen Mönchen aus Melitta Weiss Adamsons Buch *Regional Cuisines of Medieval Europe*

5. In der Werbeanzeige (genaues Datum unbekannt; offensichtlich aber lang vor Inkrafttreten der Novel-Food-Verordnung im Jahr 1997 geschaltet) aus Schweden heißt es ausdrücklich: *„Hampfroeextract: Extrakt-Cannabis och Maltos Cannabis"*, Hanfextrakt wurde also zur Herstellung von „Maltos Cannabis-Nahrungsergänzungsmitteln" verwendet. Zudem zeigt der offizielle Katalog der Weltausstellung in Antwerpen von 1894, dass diese Nahrungsergänzungsmittel damals gehandelt wurden. Die Ausstellung fand vom 5. Mai bis zum 5. November 1894 statt und hatte 3 Millionen Besucher. Sie finden unter Kategorie XIV, „Industries Alimentaires“ (Lebensmittelindustrie), dort unter Nummer 39: „Tekniska fabriken Roeda Korsett, Stockholm: ‚Maltos Cannabis‘“.

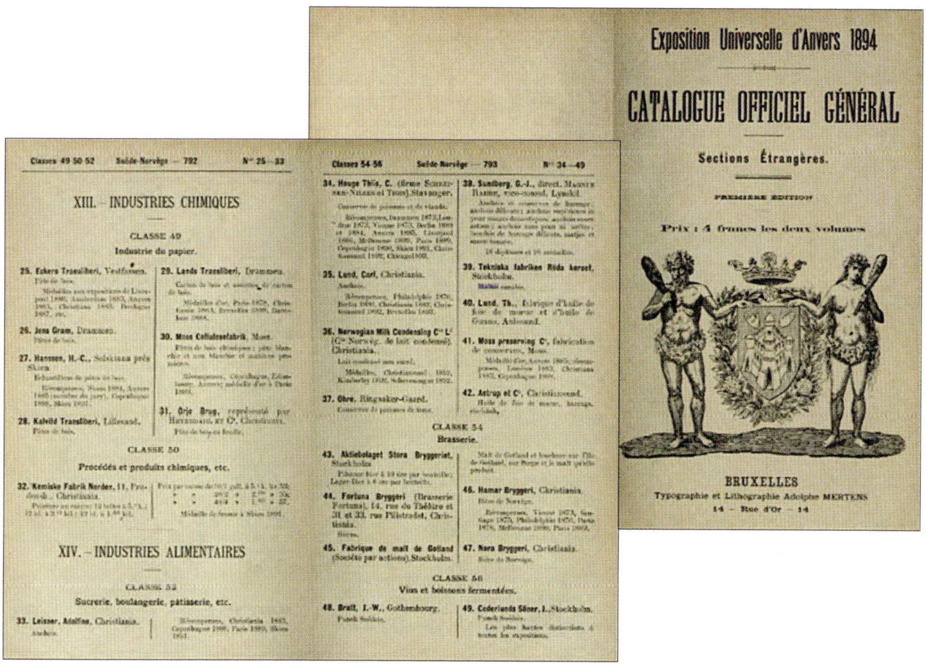
Exposition Universelle d'Anvers 1894

CATALOGUE OFFICIEL GÉNÉRAL

Sections Étrangères.

BRUXELLES

XIII. – INDUSTRIES CHIMIQUES

CLASSE 49

Industrie du papier.

CLASSE 50

Procédés et produits chimiques, etc.

XIV. – INDUSTRIES ALIMENTAIRES

CLASSE 52

Sucrerie, boulangerie, pâtisserie, etc.

CLASSE 54

Brasserie.

CLASSE 56

Vins et boissons fermentées.

Auszug aus dem Messekatalog der Weltausstellung in Antwerpen von 1894

6. Aleksy Chmiel berichtet 2015 in seinem Artikel „Küche der ersten polnischen Republik”, dass die Bevölkerung in der Fastenzeit in früheren Zeiten gesunde Lebensmittel wie Gemüse-, Obst- und Gartenpflanzen schätzte. Dazu gehörte neben Roter Bete, Zwiebeln, Meerrettich und vielen anderen Gemüsen eben auch der Hanf. Chmiel schlussfolgert daraus, dass die polnische mittelalterliche Küche nicht nur außerordentlich gut mit Gemüse bestückt war, sondern hier auch Hanf in seiner Verwendung weitverbreitet war.*

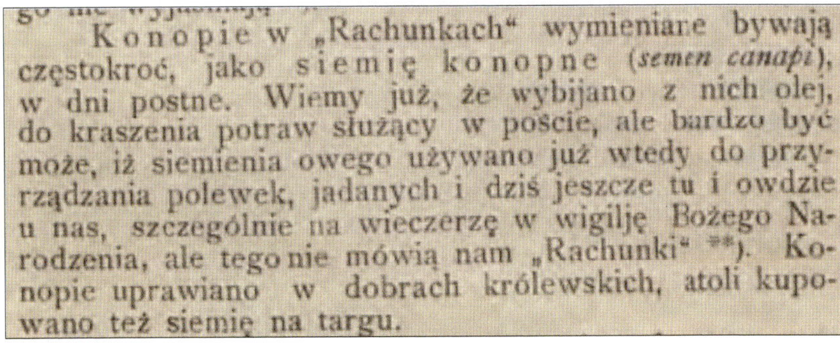
Konopie w „Rachunkach" wymieniane bywają częstokroć, jako siemię konopne (*semen canapi*), w dni postne. Wiemy już, że wybijano z nich olej, do kraszenia potraw służący w poście, ale bardzo być może, iż siemienia owego używano już wtedy do przyrządzania polewek, jadanych i dziś jeszcze tu i owdzie u nas, szczególnie na wieczerzę w wigilję Bożego Narodzenia, ale tego nie mówią nam „Rachunki" **). Konopie uprawiano w dobrach królewskich, atoli kupowano też siemię na targu.

Ausschnitt aus Aleksy Chmiels Artikel „Küche der Ersten Polnischen Republik"

7. Das unabhängige deutsche nova-Institut wurde von der Hanfgesellschaft beauftragt, auf Ersuchen der EU-Kommission eine Umfrage durchzuführen, um Daten über die Menge der vor Mai 1997 verkauften Hanferzeugnisse zu erhalten. Von 40 kontaktierten Unternehmen antworteten 23 europäische Unternehmen, u. a. aus Deutschland, Österreich, den Niederlanden und dem Vereinigten Königreich, daraus ergaben sich insgesamt die folgenden Zahlen:

- Hanfsamen: etwa 200 Tonnen
- Hanföl: etwa 33 000 Liter
- Hanffertigprodukte (Snacks, Mehl, Müsli, Brot, Backwaren und Teigwaren): etwa 55 Tonnen

* Aleksy Chmiel: „Kuchnia I Rzeczpospolitej" (deutsch: Küche der Ersten Polnischen Republik), in *ZNUV*, 2015, Ausg. 45(7), Seite 11

- Getränke mit Hanfblüten/-blättern: etwa 115 000 Liter
- Snacks mit Hanfblüten: etwa 2 Tonnen

In dem Brief heißt es auch: *„Leider haben mehrere große Hanfunternehmen nicht an der Umfrage teilgenommen, weil sie ihre Daten, insbesondere aus dem Getränkebereich, nicht teilen wollten."* *

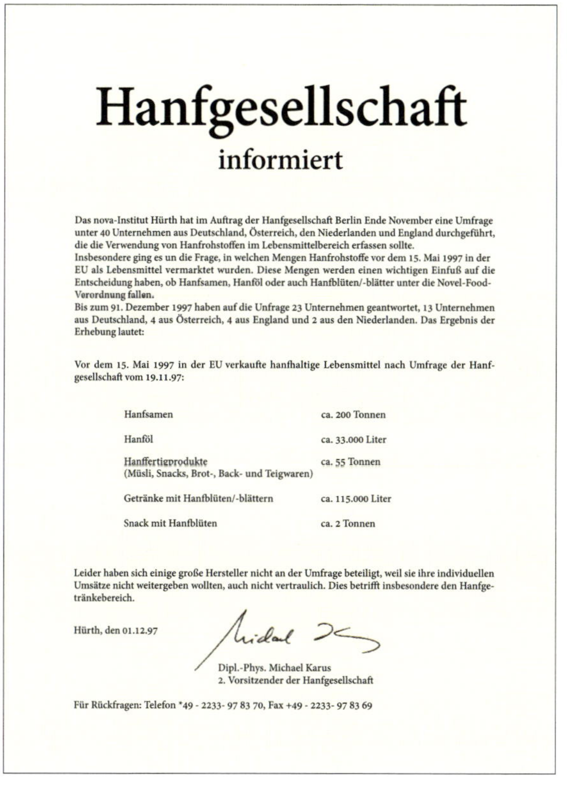

Hanfgesellschaft
informiert

Das nova-Institut Hürth hat im Auftrag der Hanfgesellschaft Berlin Ende November eine Umfrage unter 40 Unternehmen aus Deutschland, Österreich, den Niederlanden und England durchgeführt, die die Verwendung von Hanfrohstoffen im Lebensmittelbereich erfassen sollte.
Insbesondere ging es un die Frage, in welchen Mengen Hanfrohstoffe vor dem 15. Mai 1997 in der EU als Lebensmittel vermarktet wurden. Diese Mengen werden einen wichtigen Einfuß auf die Entscheidung haben, ob Hanfsamen, Hanföl oder auch Hanfblüten/-blätter unter die Novel-Food-Verordnung fallen.
Bis zum 91. Dezember 1997 haben auf die Unfrage 23 Unternehmen geantwortet, 13 Unternehmen aus Deutschland, 4 aus Österreich, 4 aus England und 2 aus den Niederlanden. Das Ergebnis der Erhebung lautet:

Vor dem 15. Mai 1997 in der EU verkaufte hanfhaltige Lebensmittel nach Umfrage der Hanfgesellschaft vom 19.11.97:

Hanfsamen	ca. 200 Tonnen
Hanföl	ca. 33.000 Liter
Hanffertigprodukte (Müsli, Snacks, Brot-, Back- und Teigwaren)	ca. 55 Tonnen
Getränke mit Hanfblüten/-blättern	ca. 115.000 Liter
Snack mit Hanfblüten	ca. 2 Tonnen

Leider haben sich einige große Hersteller nicht an der Umfrage beteiligt, weil sie ihre individuellen Umsätze nicht weitergeben wollten, auch nicht vertraulich. Dies betrifft insbesondere den Hanfgetränkebereich.

Hürth, den 01.12.97

Dipl.-Phys. Michael Karus
2. Vorsitzender der Hanfgesellschaft

Für Rückfragen: Telefon *49 - 2233- 97 83 70, Fax +49 - 2233- 97 83 69

Das offizielle Schreiben der Hanfgesellschaft, legt dar, dass vor dem 15. Mai 1997 bereits geraume Mengen an Lebensmitteln mit Hanfblüten und -blättern im Umlauf waren.

* Aus dem offiziellen Schreiben der Hanfgesellschaft vom 15. Mai 1997; siehe Abbildung

8. In dem Schreiben der Europäischen Kommission vom 03.02.1998 an Herrn Kreutner (Öko-Handels GmbH, Österreich) heißt es: *„Hanfblüten, die zur Herstellung von bierähnlichen Getränken verwendet werden, gelten als Lebensmittelzutaten und nicht als Zusatzstoffe, da sie zum selben Zweck verwendet werden wie Hopfenblüten."* Wichtig ist hier außerdem der 2. Absatz: *„Zweitens wurde entschieden, dass Lebensmittel, die Teile der Hanfpflanze enthalten, nicht in den Anwendungsbereich der Verordnung (EG) Nr. 258/97 fallen."* * Gemeint ist hier die Novel-Food-Verordnung (EG) Nr. 258/97 des Europäischen Parlaments und des Rates vom 27. Januar 1997 über neuartige Lebensmittel und neuartige Lebensmittelzutaten. Das ist die alte Verordnung, die bis 31.12.2017 gültig gewesen ist und überarbeitet wurde, aktuell gültig ist die Verordnung (EU) 2015/2283. Trotz Überarbeitung sollte sich aber nichts an dem Punkt geändert haben, dass hier bereits eines schriftlich von der EU-Kommission zugestanden wurde: Hanfblüten sind kein neuartiges Lebensmittel. EU-zertifizierte Nutzhanfblüten sind auch kein *Cannabis* im Sinne des UN-Sicherheitsrats, also kein Betäubungsmittel bzw. keine Droge, da sie ansonsten im Widerspruch zur Definition von Lebensmitteln in *Verordnung* (EG) 178/2002, Artikel 2 (g) stehen. Die Verordnung (EG) 178/2002 des Europäischen Parlaments und des Rates vom 28. Januar 2002 dient zur Festlegung der all-

* Aus dem Schreiben der Europäischen Kommission vom 03.02.1998 an Herrn Kreutner; übersetzt vom Autor; siehe Abbildung rechte Seite

gemeinen Grundsätze und Anforderungen des Lebensmittelrechts, zur Errichtung der Europäischen Behörde für Lebensmittelsicherheit und zur Festlegung von Verfahren zur Lebensmittelsicherheit.

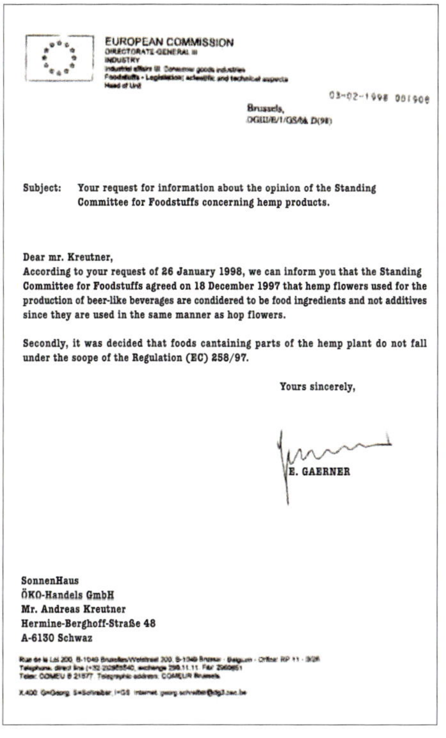

EUROPEAN COMMISSION
DIRECTORATE-GENERAL III
INDUSTRY
Industrial affairs III. Consumer goods industries
Foodstuffs - Legislation; scientific and technical aspects
Head of Unit

03-02-1998 001908

Brussels,
DGIII/E/1/GS/bk D(98)

Subject: Your request for information about the opinion of the Standing Committee for Foodstuffs concerning hemp products.

Dear mr. Kreutner,
According to your request of 26 January 1998, we can inform you that the Standing Committee for Foodstuffs agreed on 18 December 1997 that hemp flowers used for the production of beer-like beverages are condidered to be food ingredients and not additives since they are used in the same manner as hop flowers.

Secondly, it was decided that foods cantaining parts of the hemp plant do not fall under the soope of the Regulation (EC) 258/97.

Yours sincerely,

E. GAERNER

SonnenHaus
ÖKO-Handels GmbH
Mr. Andreas Kreutner
Hermine-Berghoff-Straße 48
A-6130 Schwaz

Schreiben der Europäischen Kommission vom 03.02.1998 an Herrn Kreutner (Öko-Handels GmbH, Österreich)

9. Ein Schreiben der Europäischen Kommission an Herrn Dupetit vom 03.03.1998 mit der Begründung, der Ständige Lebensmittelausschuss habe sich am 18.12.1997 darauf geeinigt, dass Lebensmittel, die Teile der Hanfpflanze enthalten, nicht unter die Verordnung (EG) Nr. 258/97 über neuartige Lebensmittel und neuartige Lebensmittelzutaten fallen.

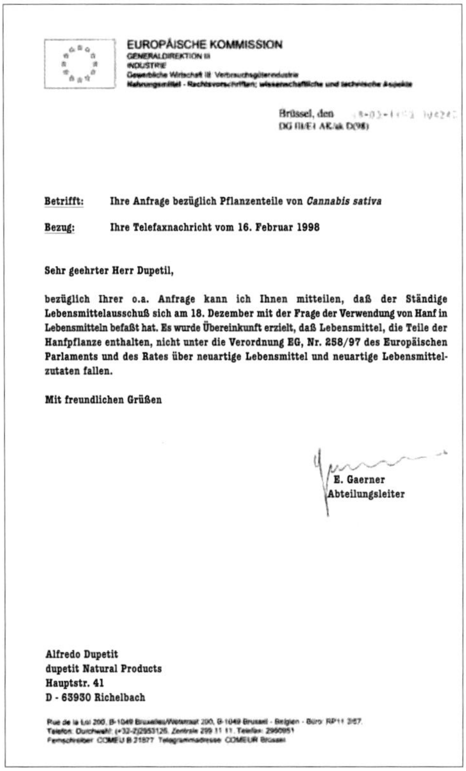

EUROPÄISCHE KOMMISSION
GENERALDIREKTION III
INDUSTRIE
Gewerbliche Wirtschaft III: Verbrauchsgüterindustrie
Nahrungsmittel - Rechtsvorschriften; wissenschaftliche und technische Aspekte

Brüssel, den
DG III/E1 AK/ak D(98)

Betrifft: Ihre Anfrage bezüglich Pflanzenteile von *Cannabis sativa*

Bezug: Ihre Telefaxnachricht vom 16. Februar 1998

Sehr geehrter Herr Dupetil,

bezüglich Ihrer o.a. Anfrage kann ich Ihnen mitteilen, daß der Ständige Lebensmittelausschuß sich am 18. Dezember mit der Frage der Verwendung von Hanf in Lebensmitteln befaßt hat. Es wurde Übereinkunft erzielt, daß Lebensmittel, die Teile der Hanfpflanze enthalten, nicht unter die Verordnung EG, Nr. 258/97 des Europäischen Parlaments und des Rates über neuartige Lebensmittel und neuartige Lebensmittelzutaten fallen.

Mit freundlichen Grüßen

E. Gaerner
Abteilungsleiter

Alfredo Dupetit
dupetit Natural Products
Hauptstr. 41
D - 63930 Richelbach

Rue de la Loi 200, B-1049 Bruxelles/Wetstraat 200, B-1049 Brussel - Belgien - Büro: RP11 3/67.
Telefon: Durchwahl: (+32-2)2953126. Zentrale 299 11 11. Telefax: 2960951
Fernschreiber: COMEU B 21877. Telegrammadresse: COMEUR Brüssel

Schreiben der Europäischen Kommission an Herrn Dupetit vom 3.3.1998

Betrachten wir diese 9 Punkte, erkennen wir, dass Hanf, und nicht nur dessen Samen, sondern auch die Blätter und Blüten und Extrakte daraus vor dem 15. Mai 1997 in Europa nachweislich in nennenswertem Umfang verzehrt wurden.

Auf der Website der EU-Kommission* finden Sie aber folgenden Eintrag: *„Die Hanfpflanze (*Cannabis sativa L.*) enthält eine Reihe von Cannabinoiden. Die häufigsten sind: Delta-9-Tetrahydrocannabinol (Δ9-THC), sein chemischer Vorläufer in Hanf, Delta-9-Tetrahydrocannabinolsäure A (Δ9-*

* Stand: 03.06.2020

THCA-A), Delta-9-Tetrahydrocannabinolsäure B (Δ9-THCA-B), Delta-8-Tetrahydrocannabinol (Δ8-THC), Cannabidiol (CBD), sein chemischer Vorläufer in Hanf, Cannabidiolsäure (CBDA), Cannabigerol (CBG) Cannabinol (CBN), Cannabichromen (CBC) und Delta-9-Tetrahydrocannabivarin (Δ9-THCV). Unbeschadet der Informationen im neuartigen Lebensmittelkatalog für den Eintrag zu Cannabis sativa L. *gelten Extrakte von* Cannabis sativa L. *und Cannabinoid-haltige Folgeprodukte als neuartige Lebensmittel, da eine Vorgeschichte des Konsums nicht nachgewiesen wurde. Dies gilt sowohl für die Extrakte selbst als auch für alle Produkte, denen sie als Zutat zugesetzt werden (z. B. Hanfsamenöl). Dies gilt auch für Extrakte anderer Pflanzen, die Cannabinoide enthalten. Synthetisch gewonnene Cannabinoide gelten als neuartig."*[*]

Daraus geht also hervor, dass Extrakte aus Nutzhanf als Novel Food gelten. Meiner Ansicht nach ist das reine behördliche Willkür. Denn die 9 Punkte, die ich oben aufgeführt habe, verdeutlichen, dass in Europa eben nicht nur Hanfblüten, -blätter und -samen bereits vor Inkrafttreten der ersten Novel-Food-Verordnung (15.05.1997) verzehrt wurden, sondern auch Extrakte mit Cannabinoid-Anteil. Die EU Kommission hat den Novel-Food-Eintrag zu „Cannabinoiden in Lebensmitteln" im Januar 2019 neu veröffentlicht und sorgt seitdem für ein gerüttelt Maß an Verwirrung bei Händlern und Verbrauchern. Sind CBD-Produkte dann nun überhaupt verkehrsfähig, auch wenn sie kein oder weniger als 0,2 Prozent THC enthalten?

[*] Vom Autor aus dem Englischem übersetzt; siehe *https://ec.europa.eu/food/safety/novel_food/catalogue/search/public/index.cfm*

INFO

Die rechtliche Lage in Sachen „CBD“ – Aktuelle Stellungnahme eines Rechtanwalts

Nach Rücksprache mit Rechtsanwalt Herrn Hermes Piper aus Kassel, dessen Fachgebiete u. a. Gesellschaftsrecht, Arbeitsrecht, Allgemeines Vertrags- und Handelsrecht sind, gilt ein Vollspektrum-Hanfextrakt mit CBD-Gehalten, die der natürlichen Nutzhanfpflanze in Deutschland (oder im jeweiligen Land) ähneln, durchaus als verkehrsfähig, solange sie in ihrem natürlichen Cannabinoid-Gehalt dem der Nutzhanfpflanze so ähnlich wie möglich sind. Problematisch wird es, wenn man solch einem natürlichen Extrakt durch Anreicherung mit Isolaten künstliche Mengen an CBD beimischt. Nach Angaben von Herrn Piper gilt weiterhin, dass im Falle einer behördlichen Prüfung, nicht der Unternehmer, sondern die Behörden darlegen müssten, ob es sich um ein neuartiges Lebensmittel handelt oder nicht. Neuartig wäre es demnach, wenn es mit Isolaten angereichert wurde. Nicht neuartig hingegen, wenn der natürlichen Pflanze auf dem Feld entsprechende Gehalte an Cannabinoiden auch im Extrakt wiedergefunden werden. Online wurde von der Apotheke *Adhoc* am 28.9.2019 eine Stellungnahme von Herrn Piper zur Rechtslage in Sachen „CBD“ in einem Artikel veröffentlicht. Hier ist Folgendes zu lesen:

„... Beim Thema Cannabis und CBD herrschen jedoch Unsicherheiten und Irrungen über die Rechtslage. Dabei ist die Rechtslage klar, sagt Rechtsanwalt Hermes Piper. ... Auf dem Markt sind zahlreiche als Lebensmittel oder Kosmetikum eingestufte Präparate [mit CBD]. Aber

ist dies zulässig? Die Antwort ist Ja, so Piper, und liefert die Begründung. Nahrungsergänzungsmittel, deren Ursprung im Nutzhanf liegt, sind keine Arzneimittel. Außerdem muss der THC-Gehalt geringer als 0,2 Prozent sein, was für Nutzhanf zutrifft. Auch die Novel-Food-Verordnung aus dem Jahr 1997 greift laut Piper nicht. Denn: CBD-Produkte unterstehen nur dann der Novel-Food-Verordnung, wenn sie durch nicht herkömmliche Extraktionsmethoden gewonnen werden. Außerdem stand Hanf schon vor Inkrafttreten der Novel-Food-Verordnung auf dem Speiseplan. Aus dem Jahr 1475 ist eine Rezeptur zur Herstellung eines Cannabisextraktes bekannt. Schon damals wurde die Pflanze zerkleinert, in Öl gegeben und dieses erhitzt ...“[*]

Daraus ließe sich schließen, dass Sie in Deutschland und generell auch in der EU eher niedrig dosierte CBD-Vollspektrum-Produkte (CBD-Gehalt bis 5 Prozent, maximal 10 Prozent) konsumieren und auch nur mit solchen handeln sollten. Ich bitte Sie als Verbraucher daher, die in Prozenten angegebenen CBD-Mengen bei Ihrem Einkauf zu berücksichtigen. Ich bitte Sie als Unternehmer, der mit CBD-Produkten handelt, professionellen rechtlichen Rat einzuholen und der *EIHA* (*European Industrial Hemp Association*) beizutreten, da sie hier zum Thema „Novel Food und Nutzhanf“ professionelle Ansprechpartner finden, die Ihnen helfen und Sie richtig beraten. (Weiterführende Links zur Rechtslage von CBD und Novel Food finden Sie im Verzeichnis auf Seite 188.)

[*] Siehe *https://m.apotheke-adhoc.de/nachrichten/detail/pharmazie/cbd-die-rechtslage-ist-sicher-cannabinoide/*

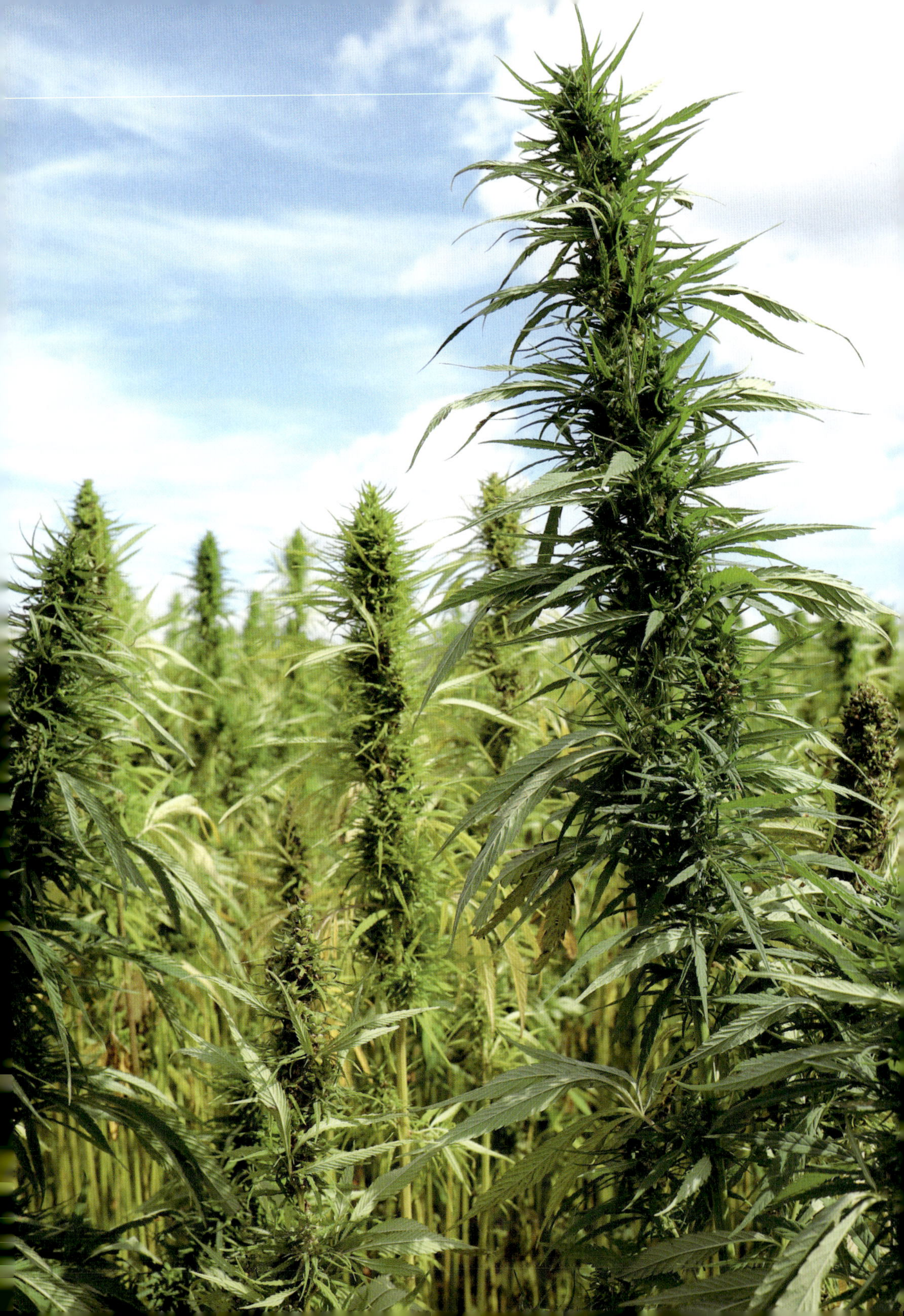

Ich vermute, dass sich bald eine Abgrenzung verschiedener Hanfextraktprodukte in Deutschland einstellen wird: Zum einen werden natürliche Hanfextrakte mit niedrigen Gehalten von Cannabinoiden wie CBD (bis maximal 10 Prozent CBD) als Nahrungsergänzungsmittel im Rahmen einer Novel-Food-Erlaubnis zugelassen werden, weil sie in solch niedriger Dosierung erwiesenermaßen als sicher für Verbraucher bewertet werden. Zum anderen ist zu erwarten, dass höherprozentige CBD-Produkte (mit mehr als 10 Prozent CBD) als Arzneimittel eingestuft werden und dann nur noch mit einem entsprechenden ärztlichen Rezept verordnet werden können.

INFO

CBD als rezeptpflichtiges Arzneimittel oder als Nahrungsergänzungsmittel – Was bedeutet das für den Verbraucher?

Wäre es besser, wenn CBD nur als rezeptpflichtiges Arzneimittel und damit für den Patienten kostenfrei erhältlich wäre, statt als Nahrungsergänzungsmittel frei zugänglich zu sein? – Ersteres würde sicherlich dazu führen, dass die Krankenkassen die Kosten nur bei bestimmten Beschwerden über die Krankenkassenleistung übernähmen. Wirklich kostenfrei zugänglich wäre CBD dann also auch nicht. Für Patienten, denen Cannabidiol helfen könnte, bei denen allerdings keine Beschwerden vorliegen, die im Katalog der Krankenkassen auftauchten, würde CBD auf Privatrezept dann noch sehr viel teurer werden, als es jetzt schon ist. Und das würde dazu führen, dass sich kaum jemand CBD leisten könnte, auch wenn er es aus gesundheitlichen Gründen dringend brauchen und selbst der verordnende Arzt es befürworten würde.

Diese unglückliche Situation haben wir bereits heute im Bereich des medizinischen *Cannabis* (mit THC). Es gibt eine große Anzahl an chronischen Schmerzpatienten, die durch medizinisches *Cannabis* Linderung erfahren könnten, dann aber doch leider leer ausgehen, weil ihr spezielles Beschwerdebild nicht unter den wenigen gelisteten Krankheiten zu finden ist, bei denen eine Behandlung mit medizinischem *Cannabis* von den Krankenkassen übernommen wird. Falls Sie zu den hiervon Betroffenen gehören, wenden Sie sich bitte an die Arbeitsgemeinschaft Cannabis-Medizin (ACM)[*] und lassen Sie sich beraten, wie Sie am besten von Ihrem Arzt und Ihrer Krankenkasse unterstützt werden können.

[*] *www.arbeitsgemeinschaft-cannabis-medizin.de*

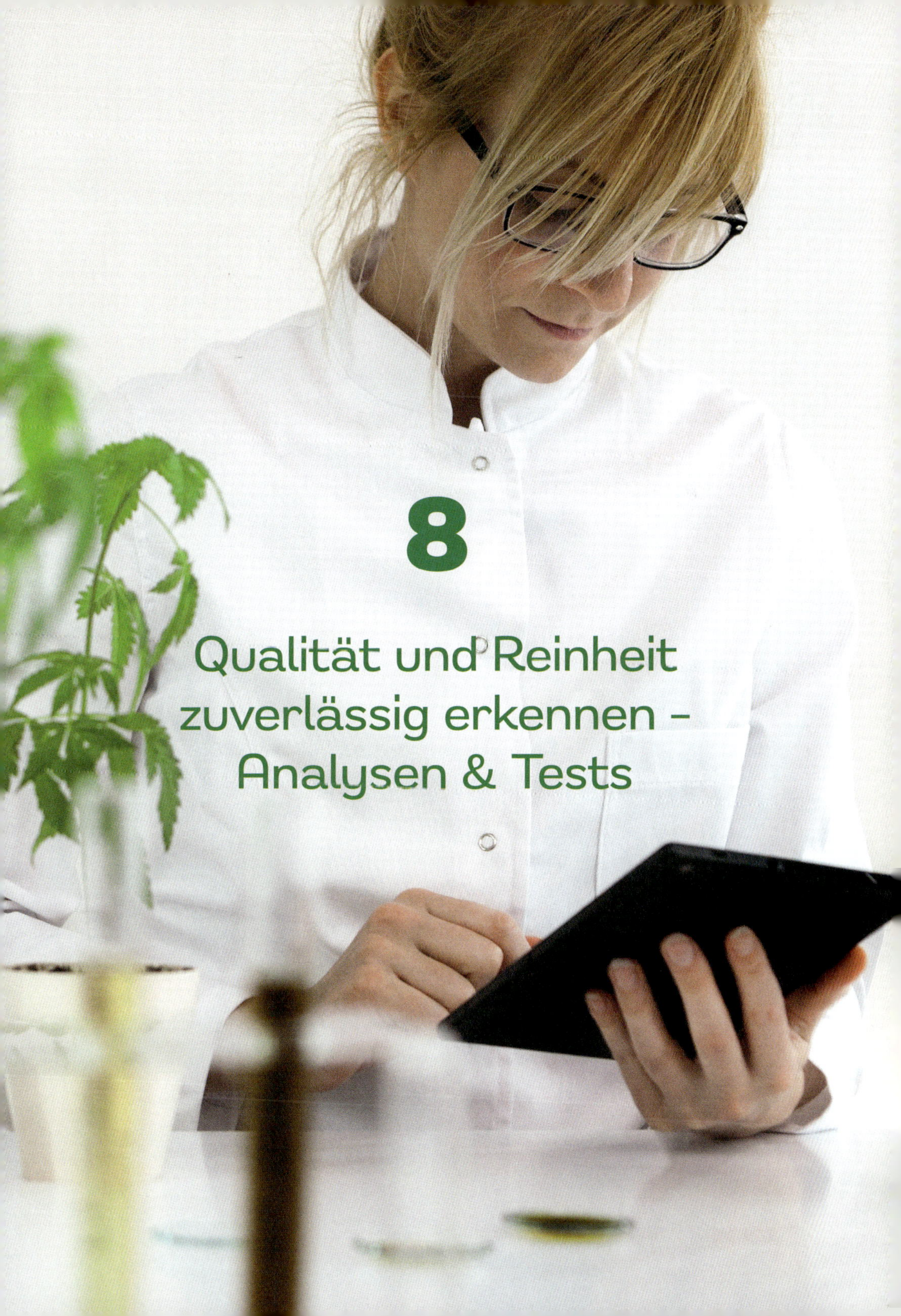

8

Qualität und Reinheit zuverlässig erkennen - Analysen & Tests

Der auf einer Verpackung angegebene CBD-Gehalt dient als erste Orientierung. Auf der Rückseite der Verpackung sollte zu lesen sein, wie hoch der CBD-Gehalt ist und ob es sich um den reinen CBD-Gehalt oder um einen Gesamt-CBD-Gehalt – also der Summe von CBD und CBDA – handelt. Der CBD-Gehalt wird meist in Prozent angegeben, manchmal auch in Milligramm. Achten Sie drauf, dass die Informationen konkret sind und keinen Interpretationsspielraum lassen. Einige Anbieter verwenden Begriffe wie „Hanfextrakt" oder „Cannabinoid-Extrakt". In diesem Falle weiß man als Verbraucher nicht, wie viel CBD wirklich enthalten ist, da in beiden Extrakten mehr als 100 verschiedene Cannabinoide in unterschiedlichster Konzentration enthalten sein können. Wenn es sich um 10 Milliliter eines 5-prozentiges CBD-Öls handelt, sollte deutlich angegeben sein, dass der CBD-Gehalt 500 Milligramm beträgt.

Handeln Sie selbstverantwortlich: Informieren Sie sich!

Bitte bedenken Sie, dass CBD-Produkte derzeit keiner richtigen Kontrolle unterliegen, wenn es um deren Qualität geht. Daher müssen Sie als Verbraucher selbst sicherstellen, dass Sie auch die Qualität einkaufen, die in der Werbung für das jeweilige Produkt angepriesen wird. Wenn ich von „Qualität" spreche, meine ich den CBD-Gehalt und die Reinheit des Produkts. Widmen wir uns erst dem CBD-Gehalt. In diversen Studien wurde deutlich, dass einige Produkte nicht den CBD-Gehalt aufweisen, der auf dem Produkt angegeben ist.*

* In Italien erwies sich, dass 9 von 14 falsch waren, siehe *www.ncbi.nlm.nih.gov/pmc/articles/PMC6100014/ www.leafly.de/cbd-basierte-oelpraeparate/The Trouble with CBD Oil: www.karger.com/Article/Abstract/489287* Von *ARGE CANNA*: *www.dropbox.com/s/bti05vfxbs6snhn/CBD_Comparsion_FULLv2.pptx?dl=0#*

Wie können Sie also sicherstellen, dass Sie auch den CBD-Gehalt bekommen, den Sie letztlich bezahlen? Ganz einfach: Fordern Sie beim Hersteller unabhängige Cannabinoid-Analysen zu dem Produkt an. Jeder Hersteller von CBD-Produkten hat solche Analysen vorliegen und kann sie Ihnen ganz einfach bereitstellen. Im Zweifelsfalle, lassen Sie Ihr Produkt für etwa 200 Euro selbst prüfen bei einem akkreditierten Labor (Labor-Empfehlungen siehe Seite 189). Sie sollten außerdem darauf achten, dass auch der THC-Gehalt getestet wurde, um sicherzustellen, dass er in Deutschland unter 0,2 Prozent,

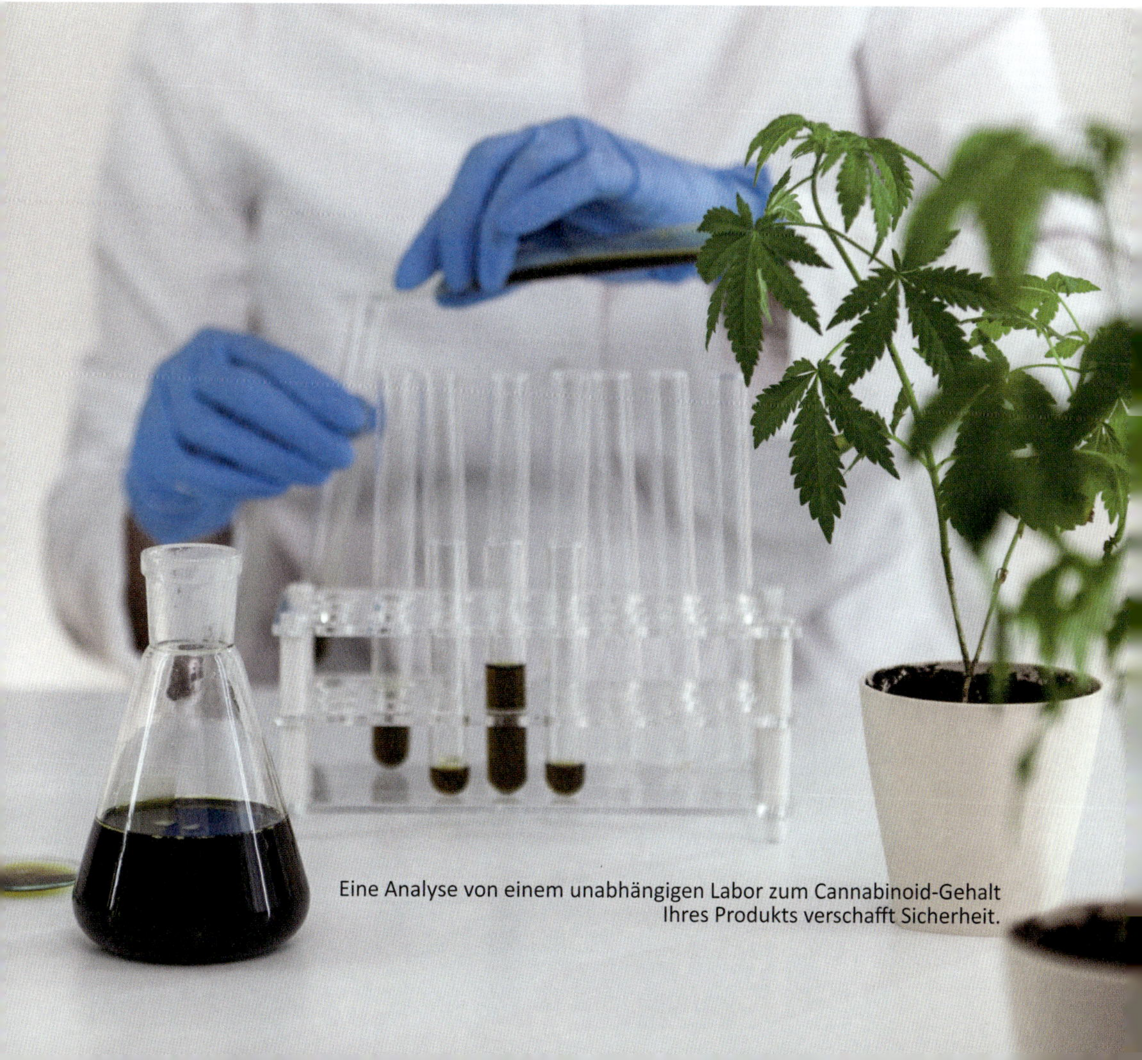

Eine Analyse von einem unabhängigen Labor zum Cannabinoid-Gehalt Ihres Produkts verschafft Sicherheit.

in Österreich unter 0,3 Prozent und in der Schweiz unter 1 Prozent (also unter den jeweils landesspezifischen Grenzen) liegt. **Gemeint ist stets der Gesamt-THC-Gehalt (THC und THCA).**

DSG Biotec
Institut für Pharma-Analytik

UNTERSUCHUNGSBEFUND

Auftraggeber : [redacted]

Prüfmuster : [redacted] Mat.-Nr.: ----

Chargen-Bez. : ---- verwendbar bis: --/----

Prüfbeginn : 14.01.2020 *Labor-Nr.: 33365/2200113-048*

Prüfparameter	Prüfmethode	Prüfbefund	Spezifikation
Aussehen	organoleptisch	braune, ölige Flüssigkeit	gelbe bis braune Flüssigkeit
Geruch	Ph.Eur. 2.3.4	charakteristisch	charakteristisch
System Suitability	Ph.Eur. 2.2.46	entspricht	DAB 2018
⇨ Auflösung		1.83	≥ 1.2 (Δ^8-THC vs. Δ^9-THC)
⇨ Wiederholpräzision		≤ 0.33 % RSD (n = 3)	zur Information
Cannabinol (CBN)	Ph.Eur. 2.2.29	0.01 %	≤ 1.0 %
Δ^8-Tetrahydrocannabinol	Ph.Eur. 2.2.29	< 0.01 %	zur Information
Gesamt-CBD	Ph.Eur. 2.2.29	4.47 %	zur Information
⇨ Cannabidiol (CBD)		4.47 %	
⇨ Cannabidiolsäure (CBD-A)		< 0.01 %	
Gesamt-Δ^9-THC	Ph.Eur. 2.2.29	0.19 %	≤ 0.2 %
⇨ Δ^9-Tetrahydrocannabinol (Δ^9-THC)		0.19 %	
⇨ Δ^9-Tetrahydrocannabinolsäure (Δ^9-THC-A)		< 0.01 %	
Gesamt-CBDV	Ph.Eur. 2.2.29	0.08 %	zur Information
⇨ Cannabidivarin (CBDV)		0.08 %	
⇨ Cannabidivarinsäure (CBDV-A)		< 0.01 %	
Gesamt-CBG	Ph.Eur. 2.2.29	0.06 %	zur Information
⇨ Cannabigerol (CBG)		0.06 %	
⇨ Cannabigerolsäure (CBG-A)		< 0.01 %	
Gesamt-THCV	Ph.Eur. 2.2.29	< 0.01 %	zur Information
⇨ Tetrahydrocannabivarin (THCV)		< 0.01 %	
⇨ Tetrahydrocannabivarinsäure (THCV-A)		< 0.01 %	
Gesamt-CBC	Ph.Eur. 2.2.29	0.17 %	zur Information
⇨ Cannabichromen (CBC)		0.17 %	
⇨ Cannabigchromensäure (CBG-C)		< 0.01 %	

Fortsetzung auf Seite 2 von 2

[redacted]

Untersuchungsbefund eines Labors zum Cannabinoid-Gehalt eines CBD-Vollspektrum-Extrakts (Seite 1)

In den beiden Analysen (linke Seite und unten) wird der Cannabinoid-Gehalt detailliert aufgeführt. Es wird hierbei unterschieden zwischen CBD und CBDA. Die zusätzlich aufgeführten Cannabinoide zeigen, dass es sich tat-

IFHA

Ing. Christian Fuczik
Chemisches Laboratorium
Darwingasse 2/46, 1020 Wien
E-Mail: info@hanfanalytik.at
Tel.: +43 660 867 00 63
www.hanfanalytik.at

Analysenzertifikat
Cannabinoide

Auftraggeber: LAU GmbH & Co. KG
Bezeichnung: PN18/002424
Proben ID: 88500042
Probenmaterial: Extrakt

Probeneingang am 29.10.2019 um 11:29

Kürzel	Substanz	Ergebnis	Einheit	M.U.*
P-GEW	Gewicht der eingelangten Probe	~ 2mL	g	-
T-CBD	Summe Cannabidiol (CBD + CBDA)	4,42	w/w %	0,221
CBD	Cannabidiol	0,86	w/w %	0,043
CBDA	Cannabidiol-Carboxylsäure	4,06	w/w %	0,203
T-THC	Summe Tetrahydrocannabinol (THC + THCA)	0,14	w/w %	0,005
D9THC	D9-Tetrahydrocannabinol	0,06	w/w %	0,005
THCA	Tetrahydrocannabinol Carboxylsäure	0,09	w/w %	0,005
D8THC	D8-Tetrahydrocannabinol	ND**	w/w %	-
T-CBG	Summe Cannabigerol (CBG + CBGA)	0,05	w/w %	0,005
CBG	Cannabigerol	ND**	w/w %	-
CBGA	Cannabigerol-Carboxylsäure	0,06	w/w %	0,005
CBN	Cannabinol	ND**	w/w %	-
CBC	Cannabichromen	0,08	w/w %	0,005
THCV	Tetrahydrocannabivarin	ND**	w/w %	-
CBDV	Cannabidivarin	ND**	w/w %	-
CBDVA	Cannabidivarin-Carboxylsäure	0,04	w/w %	0,005

Bild der eingelangten Probe:

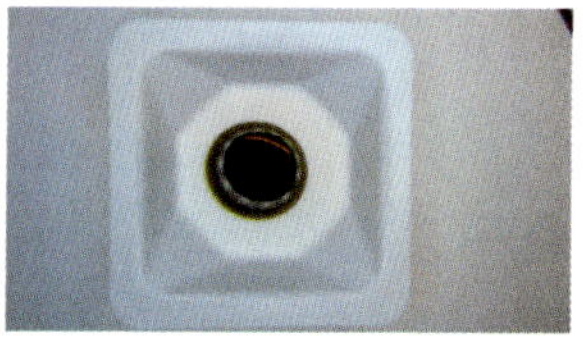

verantwortlich für die Analytik:

Ing. Christian Fuczik, Chemiker

Analyse abgeschlossen und technisch validiert: 31.10.2019 um 12:24

Fußnoten:
*) Die ermittelte Messunsicherheit (M.U.) ist immer in der selben Einheit wie das angegebene Ergebnis.
**) ND = nicht detektierbar. Der Messwert lag unter der Bestimmungsgrenze von 0,01 % bzw. 100 mg/kg.
Für die Berechnungen der Äquivalenzsummen wurden die jeweiligen Säureformen mit dem Faktor 0,877 bzw. 0,878 multipliziert, um auf die äquivalente Menge der neutralen Form zu schließen.
Analysenmethode: HPLC-DAD (High Performance Liquid Chromatography - Dioden Array Detektor). Alle Messmethoden wurden mit zertifizierten Referenzmaterialien (CRM) kalibriert und kontrolliert. Die Messungen wurden streng nach der in der USA zertifizierten Methode des HPLC-Herstellers durchgeführt.
Dieses Analysenzertifikat darf nur als Ganzes und nicht in Teilen wiedergegeben werden. Jedwede Änderung ist nach § 223 StGB (Urkundenfälschung) strafbar.

Untersuchungsbefund eines zweiten Labors zum Cannabinoid-Gehalt eines CBD-Vollspektrum-Extrakts

sächlich um ein CBD-Vollspektrum-Produkt handelt. Sie sehen auf einen Blick, dass dieses Produkt decarboxyliert wurde, da die Cannabinoide mit Säurerest weitestgehend umgewandelt sind in die aktive Cannabinoid-Form: CBDA zu CBD, THCA zu THC, CBGA zu CBG usw. (siehe Seite 1 der Analyse von *DSG Biotec*, Seite 178). Dass dieses Analyse-Labor ein professionelles ist, erkennt man daran, dass es unter GMP-Standard arbeitet (siehe Seite 2 des Berichts, Seite 182).

Die Analyse der *IFHA* (Seite 179) ist sehr hilfreich, um zu erkennen wie hoch der Cannabinoid-Gehalt in dem Produkt wirklich ist. Sie unterscheidet klar zwischen Cannabinoiden mit und ohne Säurerest. Außerdem wird verdeutlicht, dass neben CBD weitere Cannabinoide enthalten sind, dass es sich hier also tatsächlich um ein Vollspektrum-Produkt und nicht um ein decarboxyliertes Produkt handelt, da die Cannabinoide mit Säurerest noch in erkennbarer Menge vorhanden sind, so ist z. B. mehr CBDA als CBD enthalten. Dieses Gutachten stammt zwar nicht von einem GMP*-Analyse-Labor, doch die IFHA hat sich seit einigen Jahren einen seriösen und guten Ruf erarbeitet und analysiert gewissenhaft und genau. Ich habe das überprüft und drei gleiche Proben von drei verschiedenen unabhängigen Laboren analysieren lassen, davon war ein Labor die IFHA, und die Ergebnisse waren bei allen drei Laboren identisch.

* ***G****ood* ***M****anufacturing* ***P****ractice*, deutsch: gute Herstellungspraxis. Richtlinien zur Qualitätssicherung der Produktionsabläufe und -umgebung bei der Produktion von Arzneimitteln und Wirkstoffen, aber auch bei Kosmetika, Lebens- und Futtermitteln; dienen der Gewährleistung der Produktqualität und der Erfüllung der für die Vermarktung verbindlichen Anforderungen der Gesundheitsbehörden (nach: *Wikipedia*)

Wichtige Informationen zum Thema „Reinheit"

Neben dem Cannabinoid-Gehalt können bei Ihrem CBD-Produkt auch Analysen zu Umweltgiften vorgenommen werden. Warum sollten überhaupt Umweltgifte in CBD-Produkten enthalten sein? Dr. Heinz Friedrich Schönleber, Hanf-Landwirt aus Sachsen, erklärte mir dazu in einem persönlichen Interview:* *„Hanf kann dem Boden, auf dem er angebaut wird, Schwermetalle entziehen. Er wird für diesen Zweck zum Teil sogar gezielt angebaut. Hanf akkumuliert die Schwermetalle und muss dann als Sondermüll entsorgt werden. Daher haben manche Kollegen, die auf dem falschen Standort anbauen, auch Probleme mit Schwermetallbelastung in den Blüten."* Sie können in Analysen zu Schwermetallen genau nachlesen, ob die Gehalte unbedenklich sind. Forden Sie daher unbedingt, neben Cannabinoid-Analysen auch Analysen zu den eventuell enthaltenen Schwermetallen, Pestiziden und anderen Umweltgiften an. Auf Seite 182 finden Sie Seite 2 der Analyse desselben Produkts, das oben dargestellt wurde. Das Labor arbeitet unter GMP-Standard.

In der *DSG Biotec*-Analyse wurde eine Schadstoffanalyse zu Schwermetallen, Pestiziden und schädlichen Keimen vorgenommen und der Prüfbefund mit einer sogenannten Spezifikation verglichen. Die Spezifikation wird vom Hersteller geliefert und definiert die maximalen Grenzwerte bestimmter Schadstoffe oder die maximale Anzahl von schädlichen Keimen. Diese Grenzwerte müssen auf allgemein wissenschaftlich anerkannten Daten zu Grenzwerten für Schadstoffe und Keime in Lebensmitteln oder in Medikamenten basieren.

Eine solche Schadstoffanalyse gibt, wenn sie von einem akkreditierten Labor angefertigt wurde, Auskunft darüber, ob die Grenzwerte für be-

---

* Am 21. März 2020

stimmte Schadstoffe eingehalten wurden. Ein Labor ist dann „akkreditiert“, wenn es formal von der Deutschen Akkreditierungsstelle (DAkkS) anerkannt wurde. Diese Anerkennung stellt sicher, dass das Labor den maß-

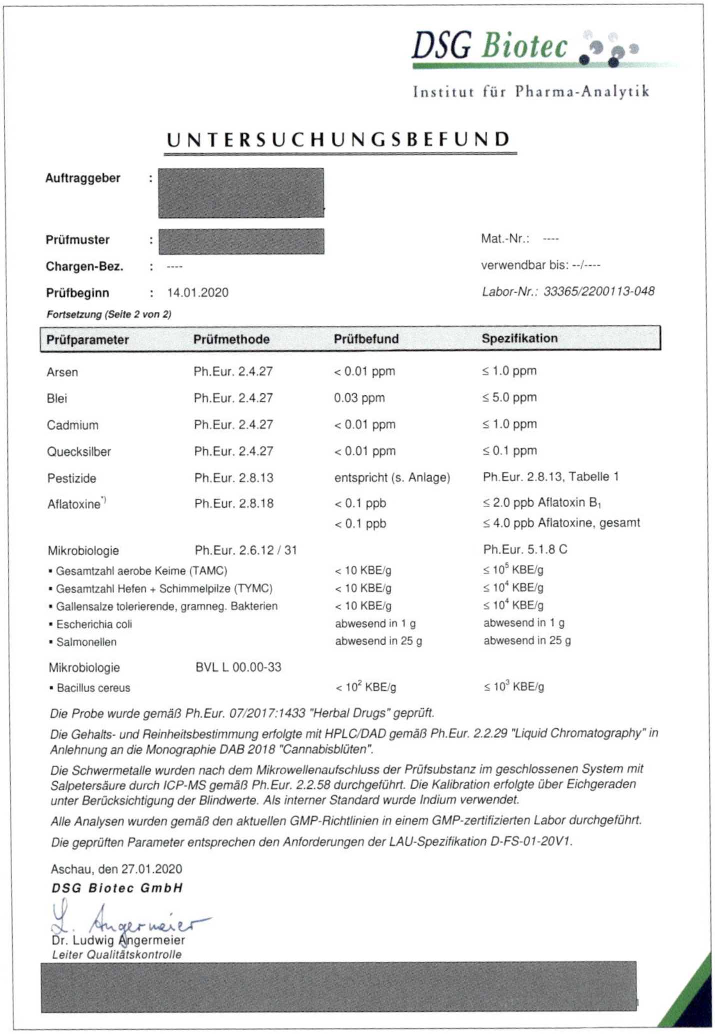
DSG Biotec

Institut für Pharma-Analytik

UNTERSUCHUNGSBEFUND

Auftraggeber : [redacted]

Prüfmuster : [redacted] Mat.-Nr.: ----

Chargen-Bez. : ---- verwendbar bis: --/----

Prüfbeginn : 14.01.2020 *Labor-Nr.: 33365/2200113-048*

Fortsetzung (Seite 2 von 2)

Prüfparameter	Prüfmethode	Prüfbefund	Spezifikation
Arsen	Ph.Eur. 2.4.27	< 0.01 ppm	≤ 1.0 ppm
Blei	Ph.Eur. 2.4.27	0.03 ppm	≤ 5.0 ppm
Cadmium	Ph.Eur. 2.4.27	< 0.01 ppm	≤ 1.0 ppm
Quecksilber	Ph.Eur. 2.4.27	< 0.01 ppm	≤ 0.1 ppm
Pestizide	Ph.Eur. 2.8.13	entspricht (s. Anlage)	Ph.Eur. 2.8.13, Tabelle 1
Aflatoxine*)	Ph.Eur. 2.8.18	< 0.1 ppb	≤ 2.0 ppb Aflatoxin B_1
		< 0.1 ppb	≤ 4.0 ppb Aflatoxine, gesamt
Mikrobiologie	Ph.Eur. 2.6.12 / 31		Ph.Eur. 5.1.8 C
• Gesamtzahl aerobe Keime (TAMC)		< 10 KBE/g	≤ 10^5 KBE/g
• Gesamtzahl Hefen + Schimmelpilze (TYMC)		< 10 KBE/g	≤ 10^4 KBE/g
• Gallensalze tolerierende, gramneg. Bakterien		< 10 KBE/g	≤ 10^4 KBE/g
• Escherichia coli		abwesend in 1 g	abwesend in 1 g
• Salmonellen		abwesend in 25 g	abwesend in 25 g
Mikrobiologie	BVL L 00.00-33		
• Bacillus cereus		< 10^2 KBE/g	≤ 10^3 KBE/g

Die Probe wurde gemäß Ph.Eur. 07/2017:1433 "Herbal Drugs" geprüft.

Die Gehalts- und Reinheitsbestimmung erfolgte mit HPLC/DAD gemäß Ph.Eur. 2.2.29 "Liquid Chromatography" in Anlehnung an die Monographie DAB 2018 "Cannabisblüten".

Die Schwermetalle wurden nach dem Mikrowellenaufschluss der Prüfsubstanz im geschlossenen System mit Salpetersäure durch ICP-MS gemäß Ph.Eur. 2.2.58 durchgeführt. Die Kalibration erfolgte über Eichgeraden unter Berücksichtigung der Blindwerte. Als interner Standard wurde Indium verwendet.

Alle Analysen wurden gemäß den aktuellen GMP-Richtlinien in einem GMP-zertifizierten Labor durchgeführt.

Die geprüften Parameter entsprechen den Anforderungen der LAU-Spezifikation D-FS-01-20V1.

Aschau, den 27.01.2020

DSG Biotec GmbH

L. Angermeier

Dr. Ludwig Angermeier

Leiter Qualitätskontrolle

[redacted]

Seite 2 der Analyse des oben bereits untersuchten Produkts von einem Labor, das unter GMP-Standard arbeitet

geblichen Richtlinien zur Qualitätssicherung folgt und die Analyse-Ergebnisse zuverlässig sind.

Die besten und sichersten Extraktionsmethoden sind die Co_2-, Öl- und die Ethanolextraktion, die allesamt keine schädlichen Lösemittelrückstände hinterlassen. Manch andere Methoden können solche Rückstände hinterlassen, insbesondere wenn Lösungsmittel wie Butan oder ähnliche Gase verwendet werden. Ein Test auf schädliche Restlösemittel müsste darüber aufklären, ob Rückstände enthalten sind. Hierzu sollten Sie ebenfalls Analysen einfordern.

So zeigt der Untersuchungsbefund auf Seite 184, dass Restlösemittel untersucht wurden, der Prüfbefund ist angegeben. Glücklicherweise bewertet das Labor in einem geschriebenen Satz unter den Analysewerten, dass keine Rückstände nachzuweisen waren. Diese Bewertung basiert auf den Werten aus dem Prüfbefund, worin deutlich wird, dass die Restlösemittel wie Butan zu weniger als 5 ppm enthalten sind,* das bedeutet: Es befinden sich darin 5 Teile von 1 Million Teile oder 5 Milligramm in 1 Kilogramm. Das ist sehr wenig und wird daher als nicht nennenswerter Lösemittel-„Rückstand" im Produkt verstanden. Das Produkt ist unbelastet, also sicher für Verbraucher in Bezug auf die getesteten Rückstände.

TIPP

Ich möchte Sie an dieser Stelle noch einmal erinnern: Fragen Sie stets nach Analyse-Dokumenten von einem unabhängigen Labor, bestenfalls einem akkreditierten, zu Cannabinoiden und Schadstoffen. Wenn Sie keine Analysen bekommen, kaufen Sie das Produkt nicht.

* Die Einheit „ppm" steht für **parts per million**, wörtlich übersetzt „Anteile pro Million", was so viel heißt wie Milligramm pro Kilogramm da 1 Milligramm ein Millionstel von 1 Kilogramm ist und 1 Kilogramm 1 Million Milligramm entspricht (1 kg = 1 000 000 mg).

DSG Biotec

Institut für Pharma-Analytik

UNTERSUCHUNGSBEFUND

Auftraggeber : [redacted]

Prüfmuster : [redacted]

Chargen-Bez. : ---- verwendbar bis: --/----

Prüfbeginn : 20.03.2020 *Labor-Nr.: 33927/2200318-026*

Prüfparameter	Prüfmethode	Prüfbefund	Spezifikation
Aussehen	organoleptisch	braune, ölige Paste	zur Information
Systemeignungsprüfung	Ph.Eur. 2.2.46	entspricht	
⇨ Auflösung		> 1.5	≥ 1.5 (Propan vs. Isobutan)
Restlösemittel	Ph.Eur. 2.2.28		
⇨ Propan		< 5 ppm	zur Information
⇨ *iso*-Butan		< 5 ppm	zur Information
⇨ *neo*-Pentan		< 5 ppm	zur Information
⇨ *iso*-Pentan		< 5 ppm	zur Information
⇨ *n*-Pentan		< 5 ppm	zur Information
⇨ weitere Restlösemittel		< 5 ppm	zur Information

Die Restlösemittelbestimmung erfolgte durch Kapillar HS-GC/MS gemäß Ph.Eur. 2.2.28 "Gaschromatographie" i.V.m. Ph.Eur. 2.2.43 "Massenspektrometrie".

In der Probe waren keine Rückstände aus dem Extraktionsprozess nachzuweisen.

Aschau, den 01.04.2020

DSG Biotec GmbH

L. Angermeier

Dr. Ludwig Angermeier

Leiter Qualitätskontrolle

[redacted]

Untersuchungsbefund eines Labors zu den Lösemittelrückständen eines CBD-Vollspektrum-Extrakts

Schlusswort: Ein Hoch auf den Hanf und ein Plädoyer für Ihre Initiative

Die Natur hat uns den Hanf geschenkt. Er wächst und gedeiht fast überall, ist eine sehr robuste Pflanze, die keinerlei Pflanzenschutzmittel und nur wenig Wasser benötigt. Aus Hanf lassen sich Samen mit hohem pflanzlichem Proteinanteil und mehrfach ungesättigten Fettsäuren gewinnen für eine gesunde und ausgewogene Ernährung. Außerdem liefert die Pflanze Fasern für langlebige Textilien. Auch energieeffiziente und feuerresistente Materialien zum Hausbau (Hanfkalk oder Hanfbeton) und Werkstoffe zum Karosseriebau und zum Antrieb für Autos lassen sich aus Hanf gewinnen. So hat Henry Ford 1941 beispielsweise ein Auto vorgestellt, das mit Hanfkraftstoff betrieben und aus Hanfwerkstoffen, wie der Faser und den Schäben* der Hanfpflanze, gefertigt wurde.

Hanf ist Medizin, insbesondere bei hohem Cannabinod-Gehalt – egal ob mit oder ohne THC. Er vermag Schmerzen und Unwohlsein zu lindern und eignet sich in Form von Nahrungsergänzungsmitteln ideal für mehr Wohlbefinden im Alltag.

CBD und andere Cannabinoide (beispielsweise CBG) aus Nutzhanf sollten als Lebensmittel für uns Verbraucher frei im Einzelhandel und im Internet erhältlich sein. Es kann nicht sein, dass sich die Pharmaindustrie sukzessive ein Monopol auf alle Naturprodukte aus Nutzhanf aufbaut. Wir brauchen nicht noch mehr überteuerte *Cannabis*-basierte Medikamente,

* Relativ gleichmäßig gebrochene, holzähnliche Teilchen, die bei der Erzeugung von Bastfasern, vor allem von Flachs- oder Hanffasern, im maschinellen Prozess der Entholzung des Pflanzenstängels anfallen (nach: *Wikipedia*)

sondern natürliche Nutzhanfprodukte, die als Lebensmittel für Erwachsene einfach und sicher zugänglich sind. Wir Verbraucher können das unterstützen, beispielsweise durch Spenden an den deutschen Hanfverband und die EIHA (siehe Seite 190). Wenden Sie sich außerdem an die Mitglieder des Europäischen Parlaments auf nationaler Ebene und bitten Sie sie, Nutzhanfprodukte mit bis zu 10 Prozent CBD für alle erwachsenen europäischen Bürger als Lebensmittel uneingeschränkt zuzulassen. Wenn Sie Schweizer Staatsbürger sind, senden Sie einen solchen Appell an die Schweizer Behörden. Fragen Sie in Supermärkten, Drogerien und Apotheken nach CBD-haltigen Nahrungsergänzungsmitteln, um die Verbrauchernachfrage zu erhöhen und den Markt weiter anzuregen. Gründen Sie einen Interessenverband und machen Sie sich stark für Nutzhanfprodukte in Lebensmitteln. Gemeinsam können wir einiges verändern, viel bewegen!

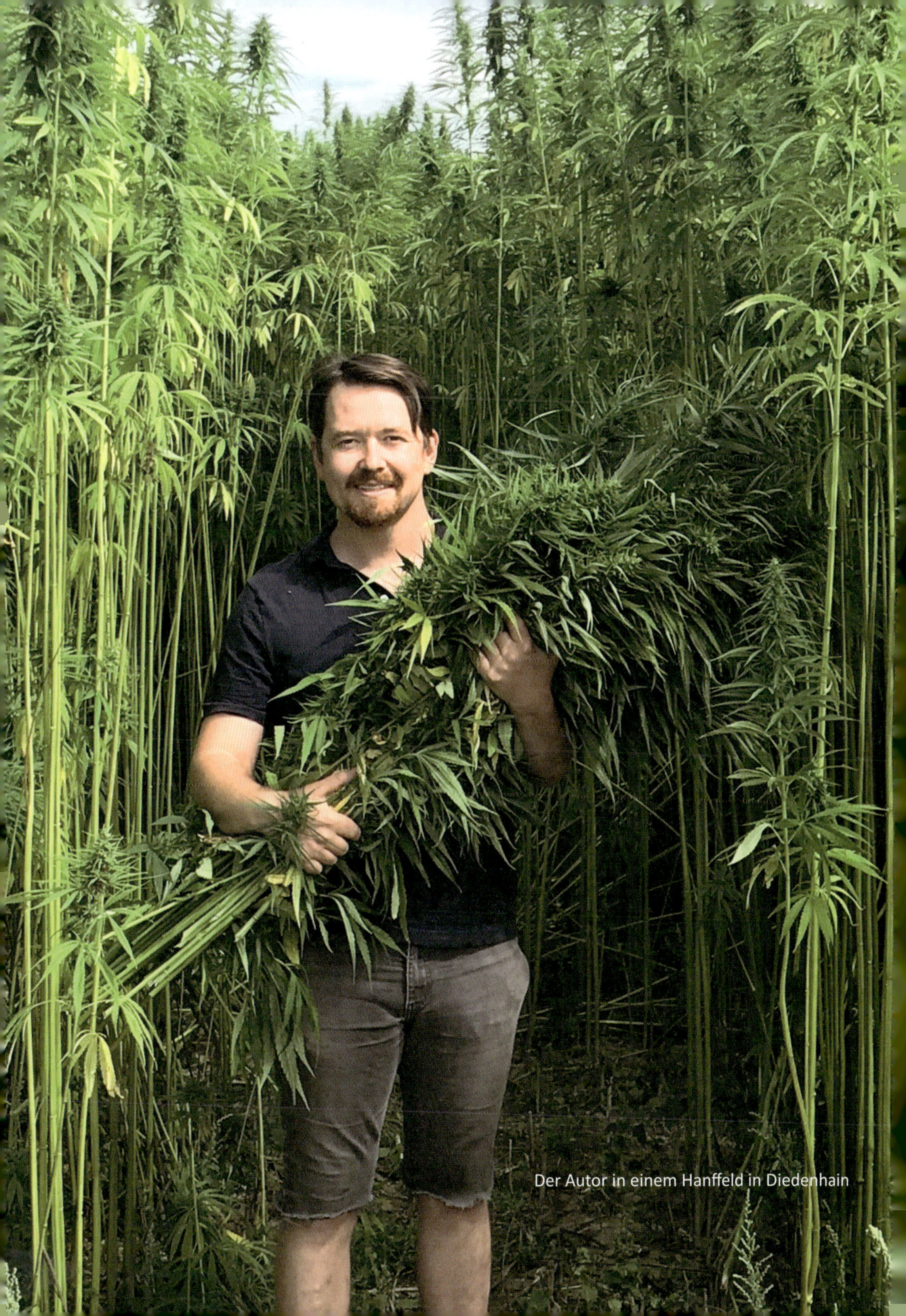

Der Autor in einem Hanffeld in Diedenhain

Anhang

Literaturempfehlungen

Grotenhermen, Dr. med. Franjo; Berger, Markus und Kathrin Gebhardt: *Cannabidiol. CBD. Ein cannabishaltiges Compendium.* Nachtschatten Verlag, 2015

Heyden, Maximilian von; Junga, Henrik, und Tomislav Majić (Hrsg.): *Handbuch Psychoaktive Substanzen*, Springer Verlag, 2017

Raab, Angela: *Weißbuch Cannabis. Indikationen, Wirkungen, Risiken, Nebenwirkungen.* MWV Medizinisch Wissenschaftliche Verlagsgesellschaft, 2016

Watzl, Bernhard, und Claus Leitzmann: *Bioaktive Substanzen in Lebensmitteln: Ernährung und Immunologie.* Hippokrates Verlag, 2005

Weiss Adamson, Melitta (Hrsg.): *Regional Cuisines of Medieval Europe. A Book of Essays.* Routledge, 2011

Weiterführende Links zur Rechtslage in puncto „CBD und Novel Food"

APOTHEKE ADHOC: *https://m.apotheke-adhoc.de/nachrichten/detail/pharmazie/cbd-die-rechtslage-ist-sicher-cannabinoide/*

Bundesamt für Verbraucherschutz und Lebensmittelsicherheit: *www.bvl.bund.de/DE/Arbeitsbereiche/01_Lebensmittel/04_AntragstellerUnternehmen/13_FAQ/FAQ_Hanf_THC_CBD/FAQ_Cannabidiol_node.html*

Bundesinstitut für Risikobewertung: *www.bfr.bund.de/cm/343/tetrahydrocannabinolgehalte-sind-in-vielen-hanfhaltigen-lebensmitteln-zu-hoch-gesundheitliche-beeintraechtigungen-sind-moeglich.pdf*

Deutscher Bundestag:
www.bundestag.de/resource/blob/655138/c9a79d6ee7414e9c0eb0d 3e63d64236d/WD-5-065-19-pdf-data.pdf

Deutscher Hanfverband:
https://hanfverband.de/nachrichten/news/gefahr-fuer-cbd-in-lebens-und-nahrungsergaenzungsmitteln

HANF MAGAZIN: *www.hanf-magazin.com/recht/cbd-und-novel-food-wie-novel-ist-cbd-eigentlich/*

Verbraucherzentrale: *www.verbraucherzentrale.de/wissen/lebensmittel/kennzeichnung-und-inhaltsstoffe/hanfsamen-hanfoel-hanftee-wie-steht-es-mit-der-sicherheit-12881*

Labore

IFHA – Institut für Hanfanalytik
Postfach 117
A-1020 Wien
Fon: 00 43 (0) 6 60/8 67 00 63
E-Mail: *info@hanfanalytik.at*
www.hanfanalytik.at

DSG Biotec Umwelt- und Pharmaanalytik GmbH (nach GMP-Standard)
Kirchstraße 10
D-83229 Aschau im Chiemgau
Fon: 00 49 (0) 80 52/10 21
E-Mail: *dsgbiotec@t-online.de*

Unterstützenswerte Vereine

Arbeitsgemeinschaft Cannabis als Medizin e. V. (ACM); *www.arbeitsgemeinschaft-cannabis-medizin.de*

Deutscher Hanfverband; https://hanfverband.de

European Industrial Hemp Association (EIHA), EU; *https://eiha.org*

Hanfinstitut, Österreich; *https://hanfinstitut.at*

Interessengemeinschaft Hanf (IG Hanf), Schweiz; *https://ighanf.ch*

Swiss Safe Access for Cannabinoids (SSAC), Schweiz; *www.harmless-ssac.org*

WVCA Wirtschaftsverband Cannabis Austria, Österreich; *https://www.wvca.at*

Verzeichnis der Studien zum Thema „Cannabis“

Ein Verzeichnis aller Studien, auf die in diesem Buch Bezug genommen wird, können Sie auf der Website des Hans-Nietsch-Verlags (*www.nietsch.de*) unter „CBD – Heilen mit Hanf“, dort unter „Dateien“, einsehen.

Dank

Mein besonderer Dank geht an meine Familie, die jeden Tag meines Lebens bereichert und mich unterstützt. Außerdem danke ich Martina Klose für die intensive Zusammenarbeit und die fokussierende Unterstützung. Weiterhin bedanke ich mich bei Hans Nietsch, Ralf Lederer, Silvia Baumbach, Rosi Weiss und Andrea Bistrich, ohne die dieses Buch nicht so schön umgesetzt worden wäre. Zudem möchte ich allen von Herzen danken, die dieses Buch mit ihren Erfahrungsberichten lebendiger und menschlicher gemacht haben. Mein Dank gilt ebenfalls Morten Brandt und Heinz Schönleber; sie haben mich motiviert und mir zeitliche Freiräume gegeben, sodass ich dieses Buch schreiben konnte.

Fotos und Abbildungen:

Icons für Info, Tipps, Fazit: Iurii Konoval/123rf.com; Bokasana/iStock.com
Seite 8, 24, 25, 27, 32, 36, 72, 86, 118, 135, 145, 155, 172, 187: Milan Hartmann; Seite 11: Heritage Image Partnership Ltd/Alamy Stock Foto; Seite 15: Wikipedia; Seite 16: Planet Wissen Online. Stand: 08. Mai 2020, (www.planet-wissen.de/natur/pflanzen/hanf/pwieharryanslinger100.html); Seite 19: www.hanfmuseum.com; Seite 22: Marzolino/shutterstock.com; Seite 30: BlurryMe/shutterstock.com; Seite 39: Michael Clinton/istock.com; Seite 41: wernimages/shutterstock.com; Seite 45: Michael Thompson/123rf.com; Seite 46: skynesher/istock.com; Seite 52: splinex, Roxana Gonzalez Leyva, amylv, Artem Kontratiev, paylessimages, Václav Mach, Alfio Scisetti, Olga Yastremska, Maksym Narodenko, vrozhko, Sommai Larkjit/123rf.com; Seite 53: HubbardSteve/Adobestock.com; Seite 55: Elizaveta Galitckaia/123rf.com; Seite 61: GenOMart/shutterstock.com; Seite 68: About time/shutterstock.com; Seite 69: mykhailo pavlenko, Max4e Photo/shutterstock.com; Seite 80: Creativan/shutterstock.com; Seite 85: fotostorm/istock.com; Seite 89: BlurryMe/shutterstock.com; Seite 94: Chris Rout/Alamy Stock Foto; Seite 98: dima_sidelnikov/istock.com; Seite 101: Dean Drobot/shutterstock.com; Seite 105: images.etc/shutterstock.com; Seite 113: Evgeny Atamanenko/shutterstock.com; Seite 117: pixdeluxe/istock.com; Seite 122: Pakpoom/Adobestock.com; Seite 125: Smileus/istock.com; Seite 126: Rawpixel.com/Adobestock.com; Seite 129: Ivan-balvan/istock.com; Seite 138: kasto80/istock.com; Seite 141: licsiren/istock.com; Seite 143: Zolnierek/istock.com; Seite 150: HQuality/shutterstock.com; Seite 159–165, 167–168: http://eiha.org/media/2019/03/19-03-12_PAFF_WG_EIHA_Final_small.pdf; Seite 175, 177: chriss_ns/istock.com; Seite 178, 179, 182, 183: mit freundlicher Genehmigung der Firma Lau GmbH & Co. KG.